MORE THAN
MEDICINE

The Broken Promise of
American Health

失信医疗

对美国卫生保健体系的反思

著　[美]罗伯特·M.卡普兰

译　梁佳媛

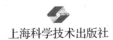
上海科学技术出版社

图书在版编目（CIP）数据

失信医疗：对美国卫生保健体系的反思 / （美）罗伯特·M.卡普兰（Robert M. Kaplan）著；梁佳媛译 — 上海：上海科学技术出版社，2023.7
书名原文：MORE THAN MEDICINE：The Broken Promise of American Health
ISBN 978-7-5478-6207-0

Ⅰ. ①失… Ⅱ. ①罗… ②梁… Ⅲ. ①卫生保健—研究—美国 Ⅳ. ①R197.1

中国国家版本馆CIP数据核字(2023)第099977号

_____

上海市版权局著作权合同登记号 图字：09-2022-0289号

失信医疗：对美国卫生保健体系的反思

著 ［美］罗伯特·M.卡普兰
译 梁佳媛

上海世纪出版(集团)有限公司
上海科学技术出版社 出版、发行
（上海市闵行区号景路159弄A座9F-10F）
邮政编码201101 www.sstp.cn
常熟高专印刷有限公司印刷
开本 889×1194 1/32 印张 7.125
字数 170千字
2023年7月第1版 2023年7月第1次印刷
ISBN 978-7-5478-6207-0 / R·2778
定价：58.00元

_____

本书如有缺页、错装或坏损等严重质量问题，请向印刷厂联系调换

内 容 提 要

  本书揭示了美国现代生物医学研究的高水平和持续高增长的资金投入与全民健康现实存在巨大反差的矛盾现状。通过广泛引证，作者深度反思了美国现代生物医学研究和卫生保健模式的弊端（对健康概念的误解，以及过分强调和依赖生物医学而严重忽视社会因素、个人行为因素对健康的重大影响），剖析了医学科研中的浮躁现象、过度医疗的表现等，并在医疗卫生政策方面给出了一些建议。本书论点鲜明、论据充分，以科学精神深入探讨了国民健康与卫生保健间的关系。作者罗伯特·M.卡普兰在全球卫生政策与管理领域享有较高的学术知名度，曾任美国国立卫生研究院副院长、美国卫生保健研究和质量机构首席科学顾问等职位，多次参与制定重大医疗政策。作者在卫生政策和管理、社会医学等多个领域的丰富经验，使本书内容兼具专业学者的认知深度和政策官员的实践优势。

  本书适合医疗政策决策者、社会医学研究人员、其他医疗从业人员，以及对医疗体系运作情况感兴趣的人群阅读。

献给对此书提出问题与建议的家人们：

Margaret, Cameron, Seth, Ashley, Oscar 和 Rose。

序　言

　　自 19 世纪后半叶第二次工业革命以来，医学科学与技术飞速发展，新的诊断与治疗手段层出不穷。医疗技术的进步无疑挽救了无数生命，大大减轻了病人的痛苦，同时也使人们对医疗发展寄予更高的期望。随之，医药产业成为支柱产业，医疗费用不断攀升。生物医药发展在保障全民健康中到底发挥多大的作用？在经济社会发展中，它应该占据什么样的地位？这是亟待明确的问题，也已经引起了激烈的争论。

　　罗伯特·M.卡普兰（Robert M. Kaplan）博士以美国的情况为例，对上述问题给出了有说服力的解答。美国一直把发展生物医学放在非常重要的战略地位，保持医学科技投入的高位增长，同时大力增加医疗费用。2018 年，美国医疗支出占 GDP 的 16.8%，人均医疗支出达 9,536 美元。然而，美国全民平均期望寿命却在 194 个国家中位列第 34 位，低于经济合作与发展组织成员的平均水平。本书以详尽的数据与案例说明造成这种局面的原因在于美国对健康概念的误解，过分强调和依赖医疗，而严重忽视社会因素、个人行为因素对健康的重大影响。本末倒置的医疗卫生策略，终使美国在全民健康的道路上远离其理想目标。书中对美国医学科研中的浮躁现象和过度医疗的表现形式等也有深刻的分析，还对美国的医药卫生事业提出了一些政策建议。

　　本书作者罗伯特·M.卡普兰曾担任美国国立卫生研究院副院长，参与制定美国重大医疗卫生政策，在全球卫生政策与管理领域享有较高的学术知名度。本书在内容上兼具专业学者的认知深度和政策官员的实践优势。作者揭露美国医疗的内幕，言之确凿，并无捕风捉影和夸大其词。从观点表述上看，该本更像学术论文，详实且权威的参考文献为系统严密的论证奠定了基础。同时，本书读起来全无晦涩之感，作者始终以极其朴实的笔触，将所见所闻、所思所感娓娓道来，引人入胜。

我国的健康事业已经取得了举世瞩目的成就。与美国相比，我国在医药卫生方面的投入水平低得多，但全民健康水平不断提高，平均期望寿命不断延长，已逼近美国。这得益于我国正确的全民健康方针与坚持不懈的医药卫生制度改革。但是，我国的不少做法还在跟着美国走，医疗资源的投入和分配不够合理，过度诊断与治疗现象还比较普遍，公共卫生事业相对滞后，健康教育、健康生活理念和健康行为强调不够，全民身体素质有待提高，环境卫生与食品安全问题突出。我们必须接受美国的教训，下力气把准方向，重点解决上述问题。中共中央国务院发布的《"健康中国 2030"规划纲要》体现了正确的战略方针。阅读本书，对照美国和我国当前的现实，相信会帮助读者对中央决策有更深刻的认识。

本书译者梁佳媛是北京大学医学人文学院的博士，她在本科阶段攻读生命科学专业，从硕士阶段起接受科学史训练。复合的学科背景使她能够从科学理论和人文社会的层面准确把握作者的观点和思路，行文也比较严谨、流畅。

我愿意向我国健康事业的决策者和从业者、医学生及关心自身健康的广大群众推荐这本好书。

韩启德
中国科学院院士
中国科学技术协会名誉主席
北京大学科学技术史与医学史系创系主任

目　　录

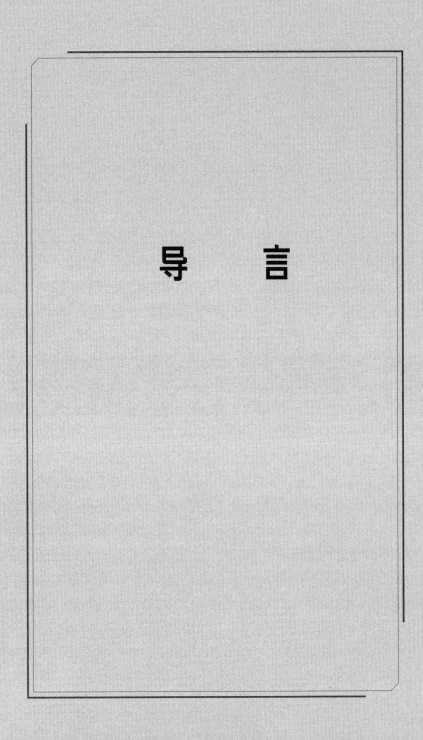

导　言

对美国民众而言，健康无疑高于一切。这就解释了他们为何愿意以高额成本来追求身心良好的状态。如今，医疗保健领域的支出已占据美国这一全球最大经济体有史以来的最大经济比重。仅 2017 年，美国政府在此领域的资金投入就已高达 3.2 万亿美元，约占该国国内生产总值（GDP）的 18%；相较而言，与美国存在经济竞争关系的大多数国家在医疗保健方面的支出占比尚不及其国内生产总值的 11%。若将美国的医疗保健体系看作独立的政体，那么它将是世界第五大经济体，仅次于中国、日本、德国，以及美国自身[1]。

美国之所以在医疗保健领域斥以巨资，主要在于政府将投资集中于成本最高的应用型科研领域——生物医学。此类投入的倡议者用极具说服力的论述支持自身主张：投资的增长意味着药物数量的增长，理念争议的存在意味着治疗方案的多样、预期寿命的延长及生活质量的提升。美国民众对此说法并无异议："事实不就本该如此吗？"众所周知，生物系统的功能失常（如微生物感染、器官系统功能不良、接触毒性物质、意外损伤及染色体异常）能够引发疾病。那么，要识别失常的组织系统，就需要进行生物学检测；要修复病变的部位，就需实施药物干预、装置植入等作用于生物组织系统的治疗。美国医疗保健体系所秉持的理念是"基础科学可以转化为奇迹般的疗法，让命悬一线的病人脱离险境"。确实，我们常会听到病人借助医疗手段转危为安的故事。正是这类故事激励着我们永不放弃寻求救治的希望，同时也鼓动我们在医疗领域上不计成本。

对"医疗奇迹"的鼓吹无处不在。医药产品和诊疗服务借此广泛宣传；慈善机构以此推动募捐；医患双方由此展开畅谈，感慨科学在今日的辉煌、在未来的璀璨；研究人员则通过前景可观的医疗技术来说明其预算的合理性。例如，2014 年美国国立卫生研究院（National Institutes of Health，下文简称"NIH"）院长弗朗西斯·柯林斯（Francis Collins）在向参议院拨款委员会的报告中声称：只经历了三代人的时间，美国冠状动脉粥样硬化性心脏病（下文简称"冠心病"）的死亡率已降低了 60%，卒中死亡率降低了 70% 以上；这一切成效都归功于 NIH 的科研人员，他们在心脏病和中风预防、降胆固醇药物的研制、降血压疗法的设计及溶栓方案的创新等方面功不可没。在报告结尾，柯林斯援引了 6 岁儿童尼克·沃尔克（Nic Volker）的案例：来自威斯康星州莫诺纳市的沃尔克，曾患有一种未知的致命性肠道疾病；正是由于政府对生物医学研究的资助，沃尔克才能最终获得有效救治[2]。

由此，我们就不难理解为何生物医学在美国政府的科研支出中占主导地位。2017 年，NIH 投入约 330 亿美元用于开展生物医学研究；与之相对，美国国家科学基金会（National Science Foundation）仅划拨 77 亿美元，用以支持其他学科领域的基础研究。对"医疗奇迹"的宣扬，也影响了生物医学领域内部的预算分配。用以资助"基因组""干细胞"和"再生医学"等分支领域（均和疾病检测与治疗相关）的研究经费占据了 NIH 预算的 57%。1974—2014 年，生物医学领域研究论文的数量增长了 410%。同期，以"基因组研究"为主题的文章数增长了 2127%[3]。出于"病皆可医"的信念，美国政府加大对生物医学及相关领域的经费投入，青年学者也竞相从事生物学和医学相关工作，这导致其他学科领域陷入经费短缺、人才匮乏的困境。此外，"病皆可医"的思想也助长了处方药价的居高不下，因为民众认为治疗药物不可或缺，纵然药价不菲，但若有良效，民众亦甘之若饴。

因此，本书所提出的问题略显反常，即"这样的投入是否合理？"但是，若我们不止关注眼下，这一问题就确实值得正视。无疑，医学研究进展迅猛且成果突出。作为跻身科研界的医学研究者，同时作为供职于政府的科技政策官员，我有幸见证并推动了医学的发展进程。的确，伤员在逐步康复，病患在日渐好转。然而，我们是否切实获得了与投入对等的回报？我将通过后续章节的论述，给出否定的答案。

理性视角下的生物医学

我们需要再度反思生物医学研究和医疗保健的基本模式。如今采用的各种治疗方案，不仅成本高昂，且时常难以有效救治病人。这些方案多是基于"机械论"所主导的人体观。正是这种本质上的错误观念，使我们在关注焦点上发生偏移，不再重视能够有效提升民众健康的研究和干预领域。

美国政府向医疗保健体系投入了巨额经费，民众对此有目共睹。然而我们往往不会意识到，投入与成效未必成正比。相比多数发达国家的居民，美国民众的预期寿命更短，婴儿死亡率更高，且与他国的差距在日渐扩大。即使在最具特权的白种人群体中，也存在国别差异：45～54岁的欧洲裔美国白种人相比同龄的瑞典或澳大利亚白种人，前者的死亡率几乎是后者的两倍[4]。整体上，就关键指标［预期寿命和50岁时的存活率(probability of surviving to age 50)①］而言，美国在发达国家中排名末位[5]。

---

① 50岁时的存活率：指个体存活寿命超出50周岁的概率。——译者注

　　诚然，部分民众具备购买高端医疗保健服务的经济条件。不过，此类服务实际上并非如其宣称的那般有效。让我们回顾之前 NIH 院长柯林斯的说辞：几代美国民众心脏病死亡率的显著下降，得益于生物医学研究上的经费投入。尽管新型药物存在一定的功效，但一篇回顾了 50 多项相关研究的综述表明，导致死亡率降低的原因中，至少有 50% 是非医学因素[6]。例如，心脏病死亡人数减少的主要原因是烟草消费的下降[7]。心脏病患病率的增长与吸烟行为的风靡密切相关。在世纪之交，吸烟行为在美国相对罕见；吸烟人群占比在 1910 年左右开始增高，在 1945 年达到稳定水平，后在 20 世纪 70 年代出现下降，而心脏病的罹患率呈现与其完全同步的趋势[8]。在现代心脏疾病治疗药物（如控制胆固醇水平的药物）成功研制以前，由心脏病和卒中导致的死亡数量就已随吸烟人数的锐减而急剧下降。

　　事实上，鲜有证据表明药物研发的进步能够减少心脏病的罹患人数。在过去 20 年中，最可信的随机临床试验主要由美国国家心肺血液研究所（National Heart, Lung, and Blood Institute）赞助开展，此类试验主要评估那些旨在降低心脏病早亡风险的治疗方案。该研究所可监管相关利益纷争，且要求最高标准的公开报告，故其评估结果较为可信。而在这一系列高质量试验所测试的 25 种治疗方案中，只有 1 种与预期寿命的增加显著相关[9]。

　　然而，受"医疗奇迹"思想的濡染，美国民众认为自己国家拥有全球最优质的医疗保健体系。2013 年《经济学人》（*Economist*）杂志授权舆观公司（YouGov）①对英美两国民众开展民意调查[10]。受访者被要求在预期寿命、婴儿死亡率、肥胖率和凶杀率方面对美国和其他发达国家进行比较。相比于其他参比国家，美国的人群预期寿命

----

　　① 舆观公司：知名民意调查公司，在全球共有 21 家分公司，总部位于英国。——译者注

短、婴儿死亡率高、肥胖率高、凶杀率高（我将在第 1 章对此展开论述）。但美国受访者在调查中的认知却与事实相悖。针对各方面，美国受访者均表示，自己国家的居民健康水准更高。换言之，他们在有意忽视不尽如人意的国民健康现状，对医疗为何无法保障公众健康的问题不予解释。

一种观念上的误读普遍存在，即大众倾向于认为医疗干预体系无所不能，因而并不重视肥胖、凶杀等社会和行为风险因素对健康的影响。在如今的美国，医学研究对待人体与检修站对待汽车无异。"车的油量不足了，快补充燃油吧。""你的血红蛋白指标偏低了，快服用药物来提高吧。"如机械工拆除并更换故障部件那般，外科医师摘除患者的病变器官，有时再用外源器官替换。这种"发现病灶并修复"的理念虽可解决部分健康问题，却并非适用于全部。治疗可能会改善某些生理指标，但无益于长期或整体健康水平的提升，有时治疗所伴随的副作用还将给患者造成更严重的负担。

与此同时，各界因过度关注生物学机制而长期忽视影响健康的社会与行为因素。如今，生物医学领域开始意识到暴力、贫困、种族主义、工作压力、文化程度偏低等对个体预期寿命和存活质量的影响。而在临床实践领域，这些影响仍未受到关注，但事实上，健康问题不可能仅简单地通过药物干预或手术治疗而得到彻底的解决。

不合时宜的预算分配

要在公共政策层面进行成效卓著的变革确实存在困难，因为各方在"优先"资助问题上长期莫衷一是：学校教育、基础设施建设、医疗保健等公共事项中，究竟哪些领域值得投入更多资金？一方面，各方游说者无视社会整体的长远发展，竭力为其所属行业争取权益；而另一方面，普通民众也在疾声呼吁政府削减开支以减轻纳税人的负担。

　　我们总是在不甚必要的事物上花费太多，又在切实需求的事物上投入太少。而造成这种"预算分配不合理现象"发生的原因，并非仅在于单纯的理念分歧或狭隘的利益纷争。其中更深层次的原因可以通过经济学家尤金·斯图尔勒（Eugene Steuerle）的表述得到揭示："早年获得政府资助的项目，多数会被连续资助下去。"资助项目一旦被设立，就会自发开展、长期运行，且几乎不会被移出受资助之列。在第一年设定的优先资助项通常会顺延至第二年，此后年复一年。尽管当初享有立项特权的负责人早已亡故，但已确立的资助模式仍会继续运行，用斯图尔勒的话来概括，就是"亡人遗志在主导体制"[11]。

　　主导现行科研预算体制的思想多数出自业已辞世者，比如力主创建美国国家科学基金会（National Science Foundation）的工程师兼行政官——万尼瓦尔·布什（Vannevar Bush）。一旦项目获得资助，与其利益相关的学科共同体就会相应地组建宣传团队，以使该项目能够长期获得经费支持。近乎每个学科的游说团队都在竭力保障自身所在学科领域的研究经费能在未来有增无减。

　　这种"遗志为先"的模式尽管未曾影响到科研预算的整体支出，却导致预算经费集中流向生物医学的研究与应用领域。与全民健康程度较高的国家相比，美国在医学领域的支出上表现得过分慷慨，却在其他公共服务事业的资助上表现得极度悭吝[12]。这并非意指"大力投入生物医学研究和医疗保健领域，就是对资金的全然浪费"；只是我们有理由相信，若将资源均衡分配，将关注焦点由医学领域适度转向社会服务领域，卫生保健事业将会出现更为利好的结果。

"增进健康"的科学工作

　　科研人员和公众如果立志要建构一套理性、完善的科研政策体系，就必然要同伪科学、反科学势力展开斗争。这类势力遍迹全球，

美国亦不例外。组织完备且资金充沛的抗议团体（pressure groups）①
拒斥生物演化的严谨论据，反对人类活动造成气候变迁的因果说法，
否定疫苗接种的实际效用，贬低社会科学的具体贡献。这类做法使得
一些学科的发展举步维艰。例如，对性行为研究的资助被刻意终止，
尽管众所周知，高危性行为会提升诸如获得性免疫缺陷综合征（简称
艾滋病）、肝炎等重症传染病的罹患风险。再如，枪杀事件泛滥期间，
美国疾病控制和预防中心被限制对此类案例开展调查性研究[13]。可
能也会有人认为，对"医疗奇迹"的质疑，以及对生物医学研究、医
疗保健事业所具价值的质疑，同样属于"反科学"的行径。但我绝无
诋毁该学科领域之意，只是在试图以科学的方式说明问题。我依据经
过同行评议的主流生物医学文献提出理论假设和政策主张；书中论点
绝非哗众取宠的主观独断。事实上，多数医生和公共卫生学者均已熟
悉本书所持有的立场，只是他们对相关问题的探讨多见于学术期刊与
业内会议。希望书中论点，与读者通过主流学术刊物所形成的对"科
学"的认知之间，不会出现明显的脱节。当然，业内学者与业外人士
在对本书论点的理解方面，难免会存有一定的差异。

　　本书旨在令公众理解如下事实（尽管多数科研人员对此早已明
晰）：美国医疗保健体系之所以运作不佳，正是由于生物学与医学领
域的研究在其中占据了主导地位。"病皆可医"的信念令我们付出极
为沉重的代价，无论是在可见的资金投入方面，还是在潜在的机遇方
面。以治疗为驱动机制的生物医学体系，一边攫取多方资源，一边转
移公众对其他健康影响因素（如社会因素和个体行为因素）的关注，
致使国家提供公共服务的能力日渐薄弱，国民健康问题的恶化趋势日
益显著。

---

　　① 抗议团体：对致力于影响政策或立法的组织性团体的泛称，这里作者将其视
为反科学势力的典型代表。——译者注

事实上，目前的科研工作缺乏严谨度和可行性。长此以往，我们就不是在科学中发展理性，而是在自欺中走向癫狂。可参照阿尔伯特·爱因斯坦（Albert Einstein）对癫狂的定义：反复去做相同的事，却期望得到不同的结果。在后续章节中，我将探讨这种现象的内在机制，从而阐释公众对医疗的认知为何会存在偏差，又由此受到何种程度的负面影响；也将进一步说明投资非医疗领域将如何更有益于改善民众的健康。

1

美国未达均值水准

1945 年，美国启动"向疾病宣战"（war on disease）计划。该计划的提出者万尼瓦尔·布什几乎主导了 20 世纪 40 年代美国的各项重大科研事宜，美国国家科学基金会的创设亦是得益于布什的最早倡议。1900—1940 年，黄热病、痢疾、斑疹伤寒等疾病的罹患率大幅下降，美国国民预期寿命得到显著提升。尤其是 1940—1945 年各项年度报告显示，美国国民预期寿命逐年提升 0.5 个百分点。布什将上述成绩归功于蓬勃开展的生物工程（疫苗、青霉素和 DDT 杀虫剂均是这一工程的成果），并提出要在此基础上进一步推动预期寿命的增长进程[1, 2]。

20 世纪上半叶的治疗方法在当时有效地降低了死亡率；但在如今，这些疗法多数被认为落后，甚至有碍健康。在动荡的 20 世纪 40 年代早期，约有半数的医生参与到战争中，民众因此鲜有机会接触医疗保健。然而，这一时期预期寿命的增长幅度明显高于 20 世纪下半叶。1900—1930 年，处于萌芽期的现代医疗体系尚未得到应用，但民众的预期寿命每隔 10 年就增长约 3.1 年；而在过去 30 年里，尽管预期寿命仍在增长，但其增速显著滞缓，每隔 10 年仅增长 1.5 年左右[3]。甚至，部分族群的预期寿命还出现了负增长态势[4]。

可能会有意见指出，最初的成效往往最易取得：在早期，问题的改进空间较大，而一旦基础性难题得到解决，任何小幅的提升都相对不易实现。但这一论调无法为美国全民迷信生物医学并为之大笔投入的做法开脱，因为令布什那代人所瞩目的早期成效，并非是由现今的生物医学所取得。而且，如果人类只能通过不断提升成本来实现寿命的延长，那我们必须在一定程度上质疑这种支出是否值得。

尽管如此，布什等人所发起的"向疾病宣战"计划仍广受关注。民众似乎乐意继续"战斗"，且不计代价得失。在本章及第2、第3章，我将以举证的方式来对既往行为的合理性提出质疑。首要的一点，我们需认真审视"致力于寻觅并尝试各种治疗方案"的做法背后的基本预设，即"这样的做法，就是在让美国民众以合理的成本增进健康"。

民众健康：比上不足

多年前，我曾就职于美国国家科学院医学研究所（Institute of Medicine for the National Academies of Science）的一个附设委员会[5]。该委员会的职能是通过应用各方资源来制订提升公众健康的方案。经过多年努力，委员会终于得出若干倡议，而首项倡议就令大众哗然：美国卫生与公共事业部（Department of Health and Human Services）秘书处应当在"预期寿命"和"人均医疗支出"两方面设定国家性目标，即在2030年，让美国在这两项指标上的数值不低于经济合作与发展组织（Organization for Economic Cooperation and Development，下文简称"经合组织"）①成员的平均水准[6]。是的，我们建议这个经济首屈一指的大国争取达到均值。怎么会出现这种情况？

美国尽管作为世界强国，但在单位货币投入所得的健康产出方

---

① 经济合作与发展组织：简称"经合组织"，是由38个市场经济国家组成的政府间国际经济组织。经合组织于1961年成立，前身为"欧洲经济合作组织"。——译者注

面，其表现却不及发达国家的平均水准，甚至可以说是远远不及。据经合组织的数据报告，美国在医疗支出方面的数值处于"异常"范围（图 1.1）。按人均计算，美国支出 1 美元所达到的保健效益，英国只需支出约 0.40 美元，比利时或丹麦支出约 0.50 美元，而西班牙支出约 0.33 美元即可实现[7]。尽管如此，美国民众的预期寿命仍低于以上各国。这一极其关键的指标表明，就国民健康程度而言，美国不及多数经合组织成员。

美国国家研究委员会（US National Research Council）的数据也佐证了经合组织的结论。该委员会评估了 1955—2010 年 50 岁女性的"预期后续寿命"（current life expectancy）[8]，这一参数指研

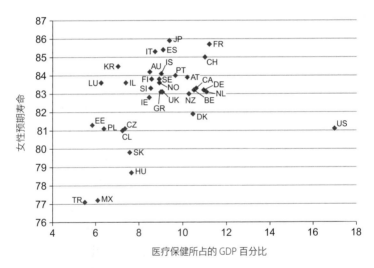

图 1.1　经合组织成员的医疗保健支出占其国内生产总值的百分比与女性预期寿命间的关系。对于缺失的预期寿命数据，则依据上一年的数据得出估测数值。 AT：奥地利；AU：澳大利亚；BE：比利时；CA：加拿大；CH：瑞士；CL：智利；CZ：捷克共和国；DE：德国；DK：丹麦；EE：爱沙尼亚；ES：西班牙；FI：芬兰；FR：法国；GR：希腊；HU：匈牙利；IE：爱尔兰；IL：以色列；IS：冰岛；IT：意大利；JP：日本；KR：韩国；LU：卢森堡；MX：墨西哥；NL：荷兰；NO：挪威；NZ：新西兰；PL：波兰；PT：葡萄牙；SE：瑞典；SI：斯洛文尼亚；SK：斯洛伐克；TR：土耳其；UK：英国；US：美国。

究对象群体达到某一年龄节点（这里指女性年龄达到 50 周岁）后所剩余的存活年限值的中位数。根据美国社会保障管理局（US Social Security Administration）的数据，2016 年这一数值是 33.15 年，但因人口统计中的参数众多，此数值历年的变化幅度较大。1955 年，美国此项指标的世界排名为第 12 位；而到 2006 年，名次已滑落至第 26 位，位于马耳他之后。在 10 个经济发达国家的"女性预期寿命"指标比较中，美国在 1955 年居第 3 位，到 2006 年已跌至第 8 位。而预期寿命增速较快的多数国家（如日本、法国和西班牙），较美国在医疗保健上的支出更低。

美国在"出生时预期寿命"①方面的表现同样不及上述国家。美国国立卫生研究院曾授权美国国家科学院开展一项研究，比较美国与其他 16 个同等发达国家②在出生时预期寿命方面的差异。承担该项研究的委员会阵容强大，由美国弗吉尼亚联邦大学（Virginia Commonwealth University）的史蒂芬·伍尔夫（Steven Woolf）牵头，众多知名医师和公共卫生专家参与其中。该研究发现，尽管美国民众的预期寿命日渐增长，但其增速却落后于其他 16 个参比国家。1980 年，在以上发达国家的两性预期寿命排名中，美国大致处于中间位置；而到 2010 年，美国的排名严重靠后，男性预期寿命排在末位，女性排在次末位[9]。该研究同时表明，美国的疾病（传染性和非传染性）死亡率排名异常靠前。在 17 个国家中，美国的非传染性疾病死亡率排名第二，传染性疾病死亡率排名第四。

研究中最令人惊异的发现，是 50 岁前的夭亡情况。研究委员会

---

① 出生时预期寿命：指所有年龄组（儿童组、青少年组、成年人组、老年人组）预期寿命的均值，用于反映总体人口的死亡率水平。——译者注

② 同等发达国家：此处指澳大利亚、奥地利、加拿大、丹麦、芬兰、法国、德国、意大利、日本、挪威、葡萄牙、西班牙、瑞典、瑞士、荷兰和英国这十六国。——译者注

比较了各国民众寿命达到 50 岁的概率，美国在其中排名最后，其夭亡率是瑞典的两倍。美国男性在此项指标的排名自 1980 年起就较为靠后，经一路下滑，到 2006 年，稳居末位；美国女性的名次滑落更为急剧，从 1980 年起就排在靠后位置，到 2006 年，已与其他国家的数值相差甚远，长久地排在末位。

美国医学通过高新技术所实现的主要成就是婴儿死亡率的降低，但这一指标的数据也处于波动状态。尽管在 1999—2010 年，新生儿 1 岁以内的夭折率下降了 20%，然而在 17 个参比国家的此项指标排名中，美国仍处于最末。在几乎所有国家中，经济弱势群体在童年时期的身体素质均较差，但这不能仅归因于非白种人族群的高贫困率。为控制社会经济参数所产生的影响，我们比较了美国和欧洲各国间"受高等教育的白种人女性所产婴孩的死亡率"的差异，发现美国的该数据仍在参比国家中处于最高值。此外，对于女性产下低出生体重儿 [①] 的比例，美国在 17 个参比国家中排名第二。

委员会试图找出令美国与同等发达国家相形见绌的"原因"，但难以得出任何令人信服的解释。唯一可以肯定的是，我们的健康状况已经落后于同等发达国家，美国在日渐失势。

医疗开销：成本过高

如果健康可以像商品一样被售卖，美国民众无疑将成为全球最为健康的群体。在发达国家中，美国在医疗保健支出方面的绝对值最高（每年花费 3.2 万亿美元，占 GDP 比重的 18%），而经合组织成员的均值则不到 11%。美国同时还是在生物医学研究领域投资最多的国

---

① 低出生体重儿：指出生体重小于 2,500 g 的新生儿。其死亡率远高于正常体重新生儿，智力程度也会低于正常水平。——译者注

家[10]。

关键须意识到，相比其他国家的公民，美国民众的健康收益远远不能与其投入相匹配；美国在大力资助医疗领域的同时，还错失着发展其他领域的机会。如果美国的医疗保健支出水平与其他发达国家程度相当，每年将可节省 1.5 万亿美元；该笔费用足以资助各项公共事业（如教育教学、基础建设、产业政策、社会保障及国防安全），或足以在 10 年内偿清国债。

国家投资的走向存在机会成本风险。通过查阅美国审计总署（General Accountability Office）等公立机构的数据资源，我分析了 1960—2016 年，联邦、州，以及地方级政府在五项关键领域（医疗保健、教育、国防、交通和非医疗性福利项目）的支出情况。在 1960 年，医疗保健支出在五项领域中占比最低，而在 2016 年，其占比反而最高；国防领域的开支比重下降最多，1960 年其约占 GDP 的 10%，2016 年仅略高于 4%；教育支出在 1960—1980 年稍有增加，但此后基本保持不变。

不难看出，在州一级的支出分配中，医疗保健在从其他亟待发展的事业中攫取资源。美国国会预算办公室（Congressional Budget Office）前主任彼得·奥斯扎格（Peter Orszag）在《外交事务》（*Foreign Affairs*）杂志上发表文章指出，公立大学中教授的工资目前低于精英私立大学，差额达 15% ～ 20%，部分原因在于各州的公共支出主要用于"联邦医助"（Medicaid）①等保健项目[11]。以我所在的加利福尼亚州为例，即使该州的税收有所增加，当地大学的入学费用仍在不断上涨，因为该州对"加州医疗"（MediCal）项目的投入力度在持续加大。2017 年，该项目花费了 270 亿美元，比 2011

---

① 联邦医助：一项由美国联邦政府和各州政府共同提供经费的医疗卫生计划，主要为收入和资源有限的民众承担医疗费用。——译者注

年增长了 58%[12]。公立本科教育一度是加利福尼亚州最为重视的事业，曾长期作为该州的优先发展项目；而如今，所有优先发展项目（在联邦和各州层面）的资助经费均被削减，只为运行这个发达国家中最低效的医疗保健系统。

鲜有家庭能免受影响。现今，平均每户居民将收入的 23% 用于缴纳医疗保险费用；而在 1999 年，这一费用占比仅为 11%。自付与共付的医疗支出款项日渐增多，民众相应得到的保险理赔额则在日益减少。工资额度和就业机会也受此牵累，高昂的职工保险费令雇主无力扩增职员数量或提升聘用薪酬。

没有人会否认美国民众在医疗保健上开销惊人，且日后的开支数额还将继续增长，但并非所有人都认为这笔投入"不甚得当"。例如，大卫·卡特勒（David Cutler）和马克·麦克莱伦（Mark McClellan）就在一篇较有影响力的文章中，宣扬高成本医疗技术的重大意义，并论证为何"值得提高心脏病的治疗成本"。该文称，在 1984 年，治疗一例患者的平均费用为 12,083 美元，在 1998 年为 21,714 美元，但新型医疗干预措施使患者的预期寿命延长了 1 年（仅为保守估计），相当于 7 万美元的经济价值[13]。这就意味着 6 万美元的净收益。NIH 在向美国国会报告时，就通过引用这一论证来申请更多的经费支持。

2006 年，大卫·卡特勒联名艾利森·罗斯（Allison Rosen）和桑迪普·易简（Sandeep Vijan），在《新英格兰医学杂志》上发表了一篇洋洋洒洒的综述[14]。这篇题为《1960—2000 年美国医疗的支出效价》（*The Value of Medical Spending in the United States,1960–2000*）的文章，将预期寿命的延长与医疗支出的情况相关联，比对了此时段的医疗支出增长态势，并将之与各年龄组的寿命延长年限进行比较。医疗支出通常在低龄组得到最明显的效益回馈，约在 1970 年之后，寿命延长的成本逐步增长。然而，若实际情况确如作者所假设"寿命延长的半数原因在于医疗保健"，那么医疗产出在总体上就应与投入相当。即使对于最年长的群体（此年龄组的医疗保健成本最高），延长 1 年寿命的资金投入也不会超过 15 万美元。但政策上的经验是，寿命延长的成本为每年 25 万美元左右。

这篇综述性文章具有一定的影响力，且引发了众多的关注（文章被引用数上千），也被国会通报频频提及。但该文章并没有说服全部读者。文中的分析实质上是对现状的一种倾向性表述，它假定了一些问题的答案，如"延长 1 年寿命的成本为 25 万美元"。这种说法虽不是凭空捏造，但也不是基于任何客观规律的。尽管它由政策专家所给出，但我们不必对此表示认同，更不必接受"我们投入的经费均能惠及自身"的观点。因为即使对于高龄患者，延长 1 年寿命的平均医疗支出，也远不可能达到 25 万美元。

更重要的是，"寿命延长的半数原因在于医疗保健"的说法，源于同样值得怀疑的早年低置信度研究。提出此说法的两篇主要文献分别来自 1984 年李·高曼（Lee Goldman）和弗朗西斯·库克（Francis Cook）的研究，以及 2004 年西蒙·卡普威尔（Simon Capewell）通过 IMPACT 模型所开展的研究[15]。高曼和库克的分析聚焦 1968—1976 年心脏病死亡率下降的数据。作者估计，死亡率下降的一半原因是预防医学因素，另一半则是治疗技术的提升（如设立冠心病监护病房和先进的干预方案）。由于当时所能获取的数据有限，得出此结论尚可理解。而如今，文中主要的说法已被当前的事实数据有力驳斥。如文章认为是冠心病监护病房的设立，将心脏病并发症引起的死亡率降低了 88%，但近期的多项研究结果均不支持这一说法。而在另一篇文章中，作者用 IMPACT 模型分析了新型干预措施（如阿司匹林、动脉支架、冠状动脉搭桥手术、β 受体阻滞剂）在冠状动脉治疗方面的效果，所得结论为这类干预措施将具有显著的疗效。但在过去的 15 年里，以上干预措施的表现并不符合先前的良

好预期。其他研究同时也表明，医疗因素对寿命延长的贡献尚不到
10%，而行为因素对健康的改善作用远大于医疗因素[16]。

要判定价格不菲的医疗保健是否有益健康，或能在何种程度上产
生增进效益，我们并非只能依据模型，还可以根据民众的实际健康程
度来进行更为准确的评估。调查数据显示，尽管所能提供的医疗服务
和医疗支出情况存在显著的地域差异，但各地民众的健康程度并没有
明显区别。这表明我们应当对医疗保健的效果有所怀疑。

一项对于 2007—2010 年缅因州和新罕布什尔州接受耳管①置入
以治疗耳部感染的儿童的研究就指出，两地儿童接受耳管置入的比例
存在明显差异；即使在控制了年龄、性别和医疗保险类型等变量后，
差异仍然存在。例如，对比柏林（属新罕布什尔州）和班戈（属缅因
州）两地，前者置入耳管的儿童数量是后者的 4 倍以上。但尚无证据
表明，柏林儿童在听力上优于班戈儿童，或柏林儿童发生持续性耳痛
的比例有所下降。

部分新生婴儿依托于新生儿重症监护病房的医疗支持才得以存
活。这种费用高昂的医疗病房在各地的普及程度有显著差异。无疑，
新生儿重症监护病房对早产儿和低出生体重儿大有裨益，而如今的问
题在于供过于求。因地点而异，每位产科医师接生的婴儿总数范围在
390 ～ 8197，尽管 8197 属于偏高的数值，但 390 这一数字也未免过
低。在美国新生儿重症监护病房最少的地区，低出生体重儿的存活率
确实较低。然而，除了存活率排在后五分之一的区域，其他各地的新
生儿重症监护病房分布密集，无论是产科医师高度集中还是中度集中
的区域，婴儿存活率几乎没有差别[17]。整体而言，美国新生儿重症
监护病房供应过剩，而在其他方面对婴儿的照护却有待完善。在西班

---

① 耳管：使中耳通气的中空微小圆筒，通过手术插入鼓膜。也称"鼓膜造口
管"。——译者注

牙，尽管新生儿重症监护病房数量较少，但其他类型的医疗服务资源充沛，婴儿死亡率也低于美国。西班牙的新生儿中，死亡数量比例为0.327%；而美国的对应数值为0.559%[18]。在一定程度上，投资新生儿重症监护服务的确会有所回报，但所需的资金和机会成本还在迅速增长，而公众健康方面仍有诸多关键领域亟待资源投入，在重症监护服务上的成本损耗将不利于公众整体健康的提升。

再以相隔仅 120 英里（1 英里 ≈ 1.609 千米）的洛杉矶和圣迭戈两城为例。2006 年，洛杉矶和圣迭戈的人均医疗保健支出分别为 11,639 美元和 6654 美元。显然，洛杉矶民众的人均医疗花销相对更高，但未见证据显示该地居民比圣迭戈居民更健康。相反，有部分证据表明，洛杉矶居民的健康状况更不容乐观。据联邦医保（Medicare）① 网站（hospitalcompare.gov）的信息，洛杉矶患者在大型心脏手术后 30 天内的死亡率要高于圣迭戈患者，且在医疗服务满意度上，前者始终低于后者。

最新数据显示，截至 2012 年，地区间的医疗支出差距已在缩小。但即便如此，据达特茅斯大学"保健地图"项目（Dartmouth Atlas of Health Care）的数据显示，洛杉矶居民在其晚年的人均医疗支出仍比圣迭戈居民高出 31%[19]。如果将医保享有者全数考虑在内（并非仅考虑临终者），那么在 2015 年，洛杉矶居民的医疗支出（11,703 美元）比圣迭戈居民（9121 美元）高出 28%，而两地居民的健康程度并无差别。将此支出差异归结为各地对医疗的需求不同，未免牵强。何况加利福尼亚州健康访谈调查（California Health Interview Survey）所收集的全部数据已表明，两地居民对医疗保健系统的需求类似，开展的保健活动也无差别，例如，两地民众在吸烟

---

① 联邦医保：创建于 1965 年，其资金来源是工资税，由雇主和雇员各承担一半。联邦医保主要负担 65 岁以上老年人与残障人士的医疗费用。——译者注

和体力活动方面的人数比例相当。

达特茅斯大学"保健地图"项目从地理上较为直观地展现了医疗资源的利用情况。各地区在医疗保健支出和医疗服务供给方面差异甚大，但这与年龄、种族、性别的分布或社区间的诊断差异并不相关。例如，在新泽西州，享有医疗保险的患者在其生命最后 6 个月里平均就诊 13.5 次，而爱达荷州该对应数值为 6.5；在新泽西州的里奇伍德市，享有医疗保险的患者在其生命最后 6 个月里的平均医疗支出为 91,843 美元，而博伊西市该人群的对应数额为 56,122 美元。在分析"保健地图"的数据后，我们发现美国各地的人均医疗支出与患者身体状况毫无联系。在生命的最后两年里，患者的人均医疗支出与家属对医院照护的满意度之间，似乎也不存在系统性关联；出人意料的是，似乎医疗开支越大，患者满意度越低。在医疗支出额度较高的几个州，患者在生命的最后两年中往往较难对医疗服务感到满意。

事实上，多重证据表明，过度照护会造成负面效应。有分析显示，在应急医疗服务分布较密集的社区，居民死亡率反而略高。或许实际情况是这类社区的民众相对高龄孱弱或生计窘迫，但当对一切与疾病和照护需求相关的变量（如年龄、性别、种族、收入）进行控制分析后，仍无法解释上述的负相关联系。这再次表明，过度照护非但没能起到正面作用，还可能令患者的身体情况恶化[20]。

不同地区的医疗费用和资源差异显著，部分原因在于各地对医疗的需求程度取决于主观评定标准。达特茅斯的研究小组估计，住院患者中有 80% 是因"高差异性诊断症"（high-variation medical condition）（指不同医生在评估后给出的诊断结果迥异的身体情况）而被收治观察。这类病症包括肺炎、慢性阻塞性肺病、肠胃炎和充血性心力衰竭。因为诊断结果存在主观性，所以医院的收容能力决定着患者是否可能被收治留观。研究表明，医院病床位的紧缺程度作为主要因素，决定了各地"高差异性诊断症"患者出院情况的差异[21]。

在仅设立转诊医院的地区，为每千名居民配置的病床数量平均不到2.5 张，"高差异性诊断症"患者的出院比例为 14.50%；而在为每千名居民配置的病床数量平均多于 4.5 张的地区，这一数字为 21.98%。自然，出院发生于住院留观之后，较高的出院次数意味着较多的住院人数。

　　住院人数与病床供应之间的相关性研究表明，医疗资源只要有供给，就会有利用。可见，是过度供应刺激了需求的提升，而非是需求的增长导致了供应的增加。达特茅斯团队通过统计模型控制了所研究地区的发病率，以及年龄、性别、种族等用以预测医疗保健需求的变量，调整后的数据充分表明，医务人员会通过确诊更多疾病来造成患者对医疗服务的需求。同样，我们看到，每当新的诊断技术得到应用，新型流行病就会接踵而至[22]。这一现象早已存在，J.A. 格洛弗（J.A.Glover）在 1938 年就描述了这种情况。他记录了英国伦敦霍恩西学区（Hornsey school district）儿童的扁桃体切除比例。1928年，该地区对儿童开展了 186 例扁桃体手术；次年，在当地医生被更换后，此类手术仅进行了 12 例[23]。

　　以上研究表明，如今医疗保健服务在各地的差异极其明显，或许存在其他因素的影响，但其本质原因无疑是医疗机构在诱导民众产生就医需求。并且，这种差异似乎并未导致各地民众身体状况有所不同，这也说明了过度的医疗投入并没有使民众的健康程度得到提升。

民众生活：隐患重重

　　如果疾病仅受生物因素的影响，那么对医疗奇迹的高度宣传和对生物医学的重点资助皆无可非议：患者需要得到诊治，我们理应着力寻求最佳的治疗方案。然而，有些疾病看似"偶然"，实则早有先兆。流行病学的诸多研究表明，非生物因素为健康问题埋下了长期隐患[24]。换言之，行为因素、社会-经济因素在极大程度上影响着个体的患病概率。而对于由社会和行为因素引发的疾病，再多的医疗投入也无济于事。

肥胖症（obesity）就是非生物因素致病的有效例证[25]。2014年，美国成年人中有7860万例肥胖症患者，所占比例为34.9%，而经合组织国家的平均水平是17%。肥胖症的发生，不仅受先天遗传因素的影响，很大程度上还取决于生活方式和社会经济地位等后天因素[26]，且工作条件、收入状况、居住环境等方面均在显著影响肥胖症的发病率和患者的肥胖程度[27]。此病的患者数量在过去30年里的迅速蹿升，就表明肥胖症的致病根源是社会和行为因素。因为这种病若是由遗传漂变（genetic drift）所引发，则需要经过多代人的繁衍时间才可能出现大量的肥胖症患者[28]。

尽管生物医学在治疗糖尿病等与肥胖有关的疾病方面取得了一定成效，但尚未出现任何根治肥胖症本身的生物医学方案——至少还没有对多数患者均切实有效的疗法。要成功治疗肥胖及相关疾病，终究要从行为层面和社会层面入手（有效应对慢性病症，需要患者投入相应的精力、时间和金钱）。肥胖症治疗的必要性已毋庸置疑，经合组织内部报告显示，其成员中只有墨西哥的糖尿病患病率高于美国；其他研究同样指出这一情况[29]。

青少年性行为是导致成人健康隐患的另一风险因素，也是较为关键的社会先导因素。在美国国家科学院的国际比较研究中，美国的未成年怀孕率（女性在16岁前怀孕）最高，平均而言是其他同等国家的3.5倍。该指标之所以关键，是因为在16岁前生育是导致日后不良健康状况的强预测因素。尽管过早生育在生理层面对少女无直接伤害，甚至相比年过三旬的产妇，低龄产妇发生妊娠死亡或接受重症监护的概率更低，年龄超过35岁的产妇反而存在较高的生育风险[30]；但怀孕的少女无疑背负着沉重的社会经济负担，额外的负担转而又威胁着这些年轻母亲的健康状况。此外，美国 15 ～ 19 岁群体感染梅毒、淋病和衣原体的比例最高，15 ～ 24 岁群体感染艾滋病毒的比例亦排在首位。在预防上述疾病方面，适度的未成年性教育远比生物医学干预的效果显著[31]。

安妮·凯斯（Anne Case）和诺贝尔经济学奖获得者安格斯·迪顿（Angus Deaton）就美国民众在社会和行为层面所承担的健康风险，进行了发人深省的论证[32]。二人针对 1989—2013 年的公开数据，研究了美国、法国、德国、英国、加拿大、澳大利亚和瑞典共 7 国的居民死亡记录；又利用其他调查结果评估了死者的种族、受教育程度等人口统计学指标，进而研究不同群体在 45 ～ 55 岁的死亡原因（在此年龄段，个体极其擅于规避自我伤害行为，其间的死亡被认为属于早亡）。

研究发现，在 1989—2013 年，法国、德国、英国、加拿大、澳大利亚和瑞典的非拉丁裔白种人的死亡率均呈下降态势；美国则全然不同，尽管美国拉丁裔族群的死亡率已回落至正常水平，但自 2000年以来，非拉丁裔美国白种人的死亡率却在持续稳固上升。这种趋势的出现主要被归结于行为因素（如自杀、酗酒，以及阿片类镇痛药物的滥用）；另一原因是慢性肝脏疾病——看似属于生物医学因素，但其实质根源仍是行为因素（酗酒、注射针头的共用、无保护措施的性行为等）。

上述研究还发现，医务人员为减轻患者的痛苦，通常会善意开具过量的镇痛药剂，这转而导致患者死亡率的上升。仅 2015 年，美国就约有 15,000 例患者死于过量使用阿片类处方药（opiate）[33]。当然，问题的严重性不仅在于药物滥用。美国疾病控制和预防中心估计，每有 1 位用药者死于阿片类摄入过量，就存在 825 位用药者将此类药物用于非医疗性目的；其中，130 人将会出现药物依赖，10人将进行成瘾治疗，32 人将接受药物过量抢救。

这不只是社会问题，同时更是医疗问题。对生物医学药物的过度依赖致使每年有数千名患者死亡，更有不计其数的家庭为此受到强烈冲击。尽管在其他国家，镇痛药物滥用致死的人数也有所增长，但美国在这方面的问题极其严重[34]。仅 2015 年，就 15～64 岁的美国居民而言，每百万人中，因镇痛药物致死的人数就多达 312，而葡萄牙的对应人数为 6，法国为 7，意大利为 8[35]。

可能有人认为，尽管社会和行为风险因素无法靠医学来控制，但这些因素所引起的健康问题至少可通过医疗手段予以改善，所以，为民众提供更多的检测和治疗是合理的解决方案。而一项针对 1992—2006 年美国 3140 个县镇的研究驳斥了这种说法。该研究发现，在 42.8% 的县镇中，女性预期寿命呈缩减趋势，且生活在南部县镇的民众呈现出较高的早亡率。导致这些现象的根本性因素，是偏低的受教育程度和过高的吸烟率，而与医疗保障全然无关[36]。多项系统性研究亦表明，相比就医保障，其他社会因素对健康状况的影响更为深远[37]。

如何实现均值目标

美国民众如何才能在"健康收益"和"资金投入"方面达到发达国家的均值水准？

先从"健康收益"谈起。美国男性目前的预期寿命为 75.64 年，在 17 个参比国家中排在末位，需要提升 2.37 年才能达到平均水准；美国女性的对应数字为 80.78 年，排名第六，要达到平均水准，仍需增加 2.17 年。

那么，目前的问题是：如何消除这种差距？应通过乳腺 X 线检查还是通过体重控制？应重点实施生物医学层面还是社会行为层面的干预？有充分数据表明，控制社会和行为层面的风险因素比投资医疗更具价值。公共卫生领域学者珍妮丝·怀特（Janice Wright）和米尔顿·温斯坦（Milton Weinstein）建立了一套高效能的模型系统，用于评估医疗、社会及行为因素的转变对预期寿命增长所产生的影响。评估结论是：尽管任何单一因素的转变对健康产生的影响均有限，但在多数情况下，行为因素的改善所带来的效益最为显著[38]。

例如，该模型测算，女性从 50 岁起进行每 2 年 1 次的乳腺 X 线检查，其预期寿命仅会增长 0.8 个月；从 20 岁起进行每 3 年 1 次的子宫颈涂片检查，预期寿命可延长 3.1 个月；吸烟的影响最为显著，35 岁男性在戒烟后，预期寿命会增加 10 个月左右，女性的对应数值为 8 个月，且所需的医疗成本非常低廉——通常为零成本；35 岁个体若能从超重状态恢复至正常体重水平，预期寿命将延长 8 个月；若个体将高胆固醇血症从中度降至正常水平（无论是否通过医疗手段实现），预期寿命将延长 6 个月。

较有成效的医疗干预手段是化学药物治疗，这种费用高昂的重症疗法可令晚期小细胞肺癌患者的存活期延长 6～8 个月。这也体现出美国的医疗优势，即能够及时应对突发的重大病症。美国国家医学科学院委员会调查发现，70 岁以上美国居民的癌症和卒中死亡率均低于世界平均水准，且存活率较高[39]。美国也更善于控制心血管风险因素，如高血压和胆固醇。以上情况表明，就社会整体而言，要在健康收益方面达到世界平均水准，最佳路径是审慎利用医疗资源，同时着力改善社会和行为层面的问题。

那么，如何在医疗投入方面达到发达国家均值水准？经济学家维克多·福克斯（Victor Fuchs）和内科医师阿诺德·米尔斯坦（Arnold Milstein）2011 年在《新英格兰医学杂志》（*New England Journal of Medicine*）上发表的研究指出，澳大利亚和西欧在医疗保健领域的平均投入约占各国家或地区 GDP 的 10%，而其居民的整体健康状况要优于美国[40]。美国目前在医疗保健上的开支约占 GDP

的 18%（每年 3.2 万亿美元），若美国的医疗保健支出达到发达国家均值水准，则每年将节省约 1.5 万亿美元，相当于加拿大 2015 年在所有商品和服务上的总支出额，这笔资金可满足美国国内主要公共事业的发展需求（如完善基础设施和提升教育质量），也足以在 10 年内偿清 13 万亿美元的联邦国债。

小结

　　每年削减 1.5 万亿美元的医疗支出绝非易事，而实现此愿景的途径之一，就是减少对生物医学的倚重，并将焦点转向社会和行为干预手段。本书的第 2、第 3 章，将更为深入地揭示此倡议背后的事实依据，论证为何美国需要克服重重险阻，全面着手改革。

　　若无法实现对各领域的均衡投入，众多资源在今后仍会被无所作为的医疗保健系统侵吞。本可杜绝的健康问题仍将制约国民的劳动力，进而削弱国家的经济竞争力。尽管改革举步维艰，但就美国的现状而言，无所作为势必岌岌可危。

2

生物医学领域的
"言"与"行"

两次世界大战实景展示了军事领域如何从技术革新中获益。一战中全面应用的原始作战方式，在二战中被新兴技术彻底颠覆，从武器制造到军事防御，从交通运输到无线通信，从医疗救护到部队给养，日新月异的技术让战争中的历史性难题迎刃而解。技术革命中的一项重大创新是电子计算机的发明，该设备无疑变革了军事规划和情报采集的模式。对于技术的进步，基础科学功不可没，原子弹的研发就是最具信服力的例证。

　　战争期间，万尼瓦尔·布什是科学研究与发展办公室（Office of Scientific Research and Development）的负责人，也是该军工复合机构的创始人之一。在战后的数十年里，自然科学、机械工程、政府及军队的势力长期交汇于这一办公室中。尽管该部门只代表军方，却在向各领域推行战时所创设的"研究—发展"（research-and-development）模式，因为布什等人认为，和平年代的问题同样可以通过技术突破来解决，而要实现突破，公共资金和基础科学的联合助力不可或缺。

　　1945 年 7 月，布什以科学研究与发展办公室负责人的身份，向时任总统哈里·S. 杜鲁门（Harry S.Truman）呈递了一份报告。这份题为《科学，无尽的前沿》（*Science, The Endless Frontier*）的重要文件建构了"政府通过支持基础科学来推动国家发展"的宏大图景。报告中写道：明智的政府应优先解决国家最为迫切的难题，而美国的症结之首就是由疾病造成的社会负担，所以应将美国高校转变为聚焦生物医学的科研密集型机构，由联邦政府向高校投入充足的科研经费作为必要的激励措施。

不过，并非所有的科研资助申请均能得到政府批准。杜鲁门、布什等科技政策制定者意识到，需要设立优先发展项目以进行重点资助，且必须要由政府来主导资助对象的科研走向。对此，政府设计了一套官方程序，包括征集和评审资助申请、发放资助款项、监督研究工作等环节；而在生物医学研究领域，负责执行该程序的主要部门就是美国国立卫生研究院（NIH）。

如今，NIH 已成为全球最大的生物医学研究资助机构，而其前身仅是一间不甚起眼的实验室。1798 年，为照顾伤残和患病的海军人员，美国国会设立了海军医院服务部（Marine Hospital Service）。到 19 世纪晚期，随着移民数量的增加，该部门承担起公共卫生的监督职责，负责检查入境者是否患有传染病（如霍乱、黄热病）；其中，关键的病原菌检验工作开展于纽约市的一间检疫实验室中。而在 43 年后，这一建于 1887 年的检疫实验室已不同于往日。1930 年，美国国会通过法案，向该实验室划拨 75 万美元，作为两栋科研建筑的筹建经费；法案同时将此实验室更名为"美国国立卫生研究所"（National Institute of Health，当时名称中的 Institute 为单数形式，而非后期的复数形式）。该部门从此开始了真正的腾飞。

二战后，曾凭借技术手段取胜的同盟国组织（美国是其成员）竭力让"科学：无尽的前沿"得到延展，NIH 的规模由此得到迅速扩增。早期院长罗拉·戴尔（Rolla Dyer）就在倡议政府加大投资力度，他同时协助确立了该机构的特征性运作模式：在研究院内的实验室开展研究的同时，以资助形式在高校等其他科研机构开展研究。到 1948 年，NIH 的努力已收获显著成效，新建的若干研究中心分别致力于心脏病、微生物和口腔医学研究；次年，美国国家心理健康研究所成立；第三年，分别针对糖尿病和卒中的两所研究中心落成。

对生物医学研究的经费投入一度呈指数型增长，在 1966 年达到峰值并长期维持在这一水平，直至政府出于对联邦预算规模的考虑，降低了资助额度。在此期间出台的《曼斯菲尔德修正案》（*Mansfield Amendment*）就禁止美国国防部为生物医学等"与军队职能或运作没有直接关联"的项目提供资金支持。这一定程度上压缩了 NIH 的预算所得。然而，"基础科学研究能够解决问题"的信念早已根深蒂固，政府不久就恢复了对科学事业的慷慨资助。1971 年，继万尼瓦尔·布什之后，时任总统尼克松又高呼"向癌症宣战"的口号。于是，巨额经费再次注入 NIH，《美国国家癌症法案》（*National Cancer Act*）将多项科研计划的资金转入美国国家癌症研究所，该研究所长期是 NIH 下设部门中资金最为充裕的机构[1]。

可以说，NIH 的吸金效应长盛不衰。1999—2002 年，NIH 的总预算近乎翻倍。2016 年出台的《21 世纪医疗法案》（*21st Century Cures Act*）又为 NIH 增加了 20 亿美元的经费，这一法案将资助领域集中在个性化医疗、基因组学、大脑结构及干细胞研究；在 2018 财年，另一项对 NIH 的 30 亿美元资助又出现了 8.3% 的涨幅，这使得 NIH 的整体预算超过了 370 亿美元。美国众议院拨款分委会（House Appropriations Subcommittee）计划，要在 2019 财年对 NIH 的预算拨款中再增加 12.5 亿美元；不过，所增加的经费只能用于特定的生物医学领域，如阿尔茨海默病研究、癌症攻克计划、普通流感疫苗研制及抗生素耐药菌研究等项目，并不涉及对"社会、行为和环境层面的因素"的研究，尽管上述因素是美国早亡案例的根源。该分委会还提议将美国疾病控制和预防中心（CDC）的预算削减 6.63 亿美元，而 CDC 是保障公共卫生的核心机构。

NIH 尽管不是美国生物医学研究体系的唯一组分，但因其数额庞大的预算支持、翘楚云集的人员储备和影响深远的科研项目，该机构日渐成为公共卫生事业的主导力量。可以说，NIH 与其开展的项目均不曾得到任何极其负面的评价，大学校长、医药董事、公益代表、共和党与民主党议员均对其称颂有加。

然而，溢美之词并无益于健康的提升。几十年来，NIH 一直宣称：基因组学和精准医疗（NIH 聚焦的前沿研究领域）将为患者带来个性化的治疗方案，可有效解决患者自身的特殊病症；NIH 所资助的基础研究，作为药物研发的起始环节，能够生产出特效药物。而如今，距离人类基因组图谱的成功绘制已过去将近 20 年，我们仍未见到任何迹象表明基因疗法已得到实质性应用。而在制药领域，由于研究方案缺乏严谨性、实验课题不切实际、商业效益与患者需求脱节，美国已然无望形成畅通的药物研发管线[2]。

与此同时，科研界对基因组学的重视让公众将"生物决定论"奉为圭臬，坚信生物因素（特别是遗传因素）对健康有决定性作用，生物医学研究的优先地位从而在公众心中得到认同。公众陷入循环反馈中，对生物医学研究的信心得到不断强化，其他用以解决健康问题的途径均被排挤出认知范畴。而绝大多数（近乎 100%）获得"候选药物"专利的分子聚合物，实际上从未应用于临床。

尽管我们均在贡献才智，但如今，体制上的缺陷已经阻碍了科研的进程，研究成果的质量和效用均深受影响。本章将说明，美国的生物医学研究并没有实现其早年的宏大愿景。诚然，该领域的研究需要继续进行，但其他学科的研究同样有必要开展；这意味着我们需要质疑这种过分炒作单一学科价值的做法。

医学宏业：基因组研究

人类基因组项目（Human Genome Project）的告竣，被普遍视

作"美国生物医学史上的划时代成就"。这一宏大事业始于 20 世纪
90 年代初，且早于预定的截止期完成。同时，该项目还是场势均力
敌的科研竞赛，参赛一方是由 NIH 院长弗朗西斯·柯林斯领导的国
家团队，另一方是由企业家克雷格·文特尔（Craig Venter）组织的
小型团队[3]。双方的竞争常趋于白热化，最后几乎同时完成了任务，
且得到近乎一致的结果。2000 年 6 月，柯林斯、文特尔与时任美国总
统克林顿共同召开新闻发布会，向公众报告了这一来之不易的成果。

那的确是激动人心的时刻。克林顿向听众宣布，人类基因组项
目将"彻底变革多数（甚至是全部）人类疾病的诊断、预防和治疗模
式"。柯林斯也做出了高调预言："再有 5 年左右的时间，人类就能实
现基因诊断，10 年之内，就能对重大疾病开展基因治疗；从长远来
看，也许再过 15 或 20 年，大众就能见证医疗的全面变革。"[4]这种
变革将开启"精准医疗"模式，医生将利用遗传信息为个体量身定制
治疗方案，从而提升治疗的效果，降低副作用出现的概率和程度。

如今，已过去近 20 年，柯林斯的预言终化作空谈。正如蒂莫
西·考尔菲德（Timothy Caulfield）在《英国医学杂志》（*British
Medical Journal*）上所言，基因组学革命所带来的所有憧憬（基因
治疗、疾病遗传前体检测、精准医学）几乎均未实现[5]。截至 2012
年，美国所开展的基因治疗试验已超过 1800 例，但仍未找到任何切
实有效的治疗方案。基因组学革命最为"突出"的成果，仅是研制出
了部分低副作用的药物，以及将基因检测技术应用在了"确定某些候
选药物的适用人群"方面[6]。过去，我们以为能够找到控制阿尔茨
海默病的"基因"，决定糖尿病的"基因"，造成精神分裂症的"基
因"。但事实上，我们仅了解少数严重疾病的遗传前体，且仅有为数
不多的重大疾病源于单基因缺陷问题，如部分类型的囊性纤维化、进
行性假肥大性肌营养不良（又称杜氏肌营养不良）和镰状细胞性贫
血。这几种疾病可能单纯由特定基因的异常引发，但多数慢性疾病

（包括糖尿病）和大部分癌症则与数百甚至数千种基因变异相关。此外，多基因缺陷疾病的各变异基因也并非独立产生作用，它们可能以某种未知的方式相互影响。因此，纵然掌握了个体的基因组信息，我们仍难以据此预测其患病概率。

问题的根源在于：人类对自身基因的了解甚少，却期望过高。尽管我们实现了基因组编目，但之后的相关研究表明，实际情况并不符合前期的预想，根本无法通过分析突变基因来有效预测疾病。尼娜·佩特尔（Nina Paynter）团队对将近 1.9 万名女性（每位女性都有 101 种不同的基因突变中的一种或多种）进行了 10 年以上的追踪调研，以明确其是否罹患心脏病或其他相关疾病[7]。该团队在分析了研究对象的基因组信息与罹患心血管疾病的情况后发现，突变基因的存在与心脏病的出现几乎毫无关联，这说明突变基因不能作为预测心脏病的可靠指标。与遗传病风险咨询和家族病史研究等传统方式相比，基因检测对疾病预防的贡献微乎其微。美国心脏协会（American Heart Association）经全面筛检后，仅找到 45 种与冠心病相关的单核苷酸多态性（single nucleotide polymorphism, SNP）①。这是从 1000 万个候选基因中细心筛选出的结果，但即使获取了这些基因多态性信息，平均也仅能提升 5% 左右的心脏病预测能力。相比而言，单纯询问家族病史就可获知更多的信息：若亲代中一方有心脏病史，子代患病风险会增加 67%；若患病亲代的年龄小于50 岁，子代罹患风险将提升至 2.36 倍；若亲代双方均在 50 岁前罹患心脏病，那么相比于心脏健康的亲代双方，前者子代的心脏病罹患风险将是后者子代的 6.56 倍[8]。

另一种被高调鼓吹的方法，是根据单个核苷酸序列的特异性突

---

① 单核苷酸多态性：主要指在基因组水平上由单个核苷酸的变异所引起的DNA 序列多态性，它是人类可遗传的变异中最常见的一种。——译者注

变，来预测遗传疾病的发生情况。其理论依据是：既然某些突变的核苷酸序列会影响蛋白质的合成，从而引发机体功能的失常，那么突变序列就应该是致病根源，因此可尝试通过现代计算系统找出与病症相关的突变序列。

而澳大利亚国立大学的丽莎·米奥斯基（Lisa Miosge）团队通过研究表明：上述构想难以成真。研究考察了对免疫系统至关重要的 23 个基因的突变情况，着重分析了基因缺失[①]与一些疾病的关联性[9]。尽管在理论上，23 个突变基因将影响疾病表型，但实际上，研究仅观测到其中 20% 的突变基因与疾病相关；其中，仅有 15% 左右的基因缺失与疾病表型或个体特征表型有明显关联。换言之，我们实质上无法明确各突变基因的作用：哪些突变会引发疾病，哪些突变对疾病的临床表型影响甚微，均不得而知。若试图以突变基因作为病症诊断的依据，误诊将频繁发生，基因测序更将导致众多假阳性结果的出现。

梅奥诊所（Mayo Clinic）的麻醉医师迈克尔·乔伊纳（Michael Joyner）以"浮夸医疗"（moonshot medicine）一词，切中肯綮地指出了问题的实质。尽管已发现引发多数常见病症的相关变异位点，但位点数量上百，各自作用甚微，因而难以据此得出个体实际的患病风险情况。这种研究模式是人类基因组计划中一项华而不实的应用。20 世纪 90 年代至 21 世纪早期，突变基因被认为可用以预测多种疾病的罹患风险。但就常见病症（如糖尿病、心脏病和各种癌症）而言，多数患者并不存在明确的基因致病机制。乔伊纳认为，即使与较高致病风险相关的变异基因存在，病症最终发生与否仍主要取决于环境、文化、行为等因素[10]。也就是说，若想兑现精准医疗的承诺，不仅

---

① 基因缺失：指在 DNA 复制期间遗漏了部分染色体或 DNA 序列的基因突变类型。——译者注

要深入理解人体内部的复杂构造，还要充分把握个体与所在社会及物质世界间的错综连接。但如今，我们对前者的研究态势依旧强劲，对后者的研究却长期疲软。

尽管基因诊疗在既往 20 年中屡屡受挫，民众也日渐认识到，以基因为主导的路径无法实现精准医疗，但延续现状的呼声依旧很高。2016 年，美国前总统奥巴马宣布启动新"攻克癌症计划"（Cancer Moonshot），该计划已获得美国国会 20 多亿美元的资助，且资金悉数用于开展以基因组学为核心的生物医学研究；相较而言，社会与行为领域的研究项目仍在经费方面捉襟见肘。

这并非表明所有精准医学的倡导者均在有意忽视行为因素对重大疾病产生的关键影响，只能说他们更倾向于将基因组学作为首选的治疗依据。他们认为，即使不能仅凭借基因诊断确定患病风险，对遗传风险信息的掌握也会促使个体做出有益健康的选择，如通过锻炼增强体质、减少饮酒和吸烟、接受循证医学等。奥巴马在 2015 年的国情咨文中宣称，基因革命通过为个体提供"所需的自身遗传信息，日渐提升个体和家庭成员的健康水准"。但鲜有证据支持这一说法。几乎所有相关的系统性研究都发现，获悉自身的遗传风险对提升健康作用甚微[11]。对自身遗传病症风险的了解，并不会显著影响个体对有益健康行为的开展意识；简而言之，并非是遗传风险信息驱动我们从行为上提升健康。倒是的确有充分证据表明，无论个体的遗传风险因素如何，只要保持几项良好的习惯（如坚持锻炼、杜绝吸烟），就能显著改善健康状况[12]；"生活习惯全面关乎健康"是人尽皆知的常识。但无论是生活常识，还是几十年来郑重发布的研究结果，均难以说服公众改善日常行为。我们又有何理由相信，仅通过揭示遗传风险信息，就能成功说服公众长期践行健康的生活方式？

可以肯定的是，目前唯一在这场基因组学革命中获益的一方是向公众出售"基因检测服务"的各家商业机构。其中，以"23 与我"

（23 and Me）公司最为知名，由该公司推出的一款基因检测产品现已拥有 200 多万用户。尽管众所周知，基因自测产品并不可靠，但据市场分析人士估计，这类基因检测产品的销量将会持续增长[13]。2013 年，美国食品药品管理局（Food and Drug Administration, FDA）申明，"23 与我"公司售价 99 美元的"唾液检测"（saliva test）服务①，尽管宣称能检测个体在阿尔茨海默病、肥胖症、老花眼及乳腺癌方面的罹患风险，但实际其并没有经过"理论或临床验证"。该公司上市后的较长时间内，仅有一种产品通过了 FDA 的审批。FDA 同时指出，由欧弗舒乐（OvaSure）公司出售的一款卵巢癌筛查产品尚未获得有效验证，用户可能会根据此产品所给出的假阳性结果而接受非必要的手术；此外，舒乐帕斯（SurePath）公司因不能对由其出售的人乳头瘤病毒检测产品在检测灵敏度上提供保证，现已被执法机构监管。FDA 调查人员还发现，声称可用于预测心脏病风险和验证他汀类药物疗效的 *KIF6* 基因检测产品，实质上不能准确发挥其所描述的功效；普济②诊所（CARE Clinics）用于判断儿童是否患有孤独症谱系障碍（俗称"自闭症"）的便捷血液检测产品，没有真实效用。尽管学术界并未将"孤独症谱系障碍患者的康复"与"假阳性检测"联系起来，但可由以上情况推知，"得到痊愈的患者"实际曾先遭遇了误诊[14]。上述几类检测皆是在为医疗保健产业聚敛资金，民众不仅无法从中受益，还可能深受其害（依据虚假检测结果做出错误决定）。

专业基因检测可能相对有效。例如，有些检测可帮助医生确定罹患某类型乳腺癌的女性是否有必要使用特效药物"曲妥珠单抗"[商标名：赫赛汀（Herceptin）][15]。但专业检测的效用也未必如其广

---

① 用户将唾液样品和 99 美元费用邮寄回"23 与我"公司时，会获得一份在线 DNA 报告。——译者注

② 普济（CARE）：英文全称为 Cooperative for Assistance and Relief Everywhere，为国际非营利组织。——译者注

告所宣称的那般强大。2018 年，FDA 允许"23 与我"公司直接向消费者推广乳腺癌筛查产品；该产品通过检测女性 *BRCA1* 和 *BRCA2* 基因的突变情况，就可以分析女性罹患乳腺癌的概率。尽管宣传广告面向全体女性，但实际上，出现以上基因突变的群体相当稀少，几乎仅可见于东欧犹太裔女性，且此族群的女性出现 *BRCA1* 或 *BRCA2* 高风险突变的比例也不到 2%；而其他族群的女性发生此种突变的比例低于 0.1%。东欧犹太裔女性接受检测或许具有一定意义；而对于其他族群的女性，在为非必要性"199 美元检测"买单的同时，亦在为概率极低的风险而忧心，如此未免得不偿失[16]。

诚然，一些白血病患者需借助基因检测来判断自身是否适合服用治疗药物甲磺酸伊马替尼［商品名：格列卫（Gleevec）］①[17]。此外，3%～5% 的白种人族群和 15%～20% 的亚裔族群在 *CYP2C19* 基因位点上可能存在遗传多态性，需通过基因检测来确定是否应避免服用抗血小板药物氯吡格雷（Plavix）[18]。但上述应用仅是少数例外，截至目前，能够完全针对具体基因型的治疗方案寥若晨星，众多系统性研究综述均表示，难以再找到类似的方案[19]。此外，鲜有证据支持"人类基因组项目催生了特效新药的研发"的说法；尽管格列卫和赫赛汀常被用作该类说法的支持例证，但这两种药物在 1992 年就获得了专利并投入临床测试，时间上远早于基因组项目的完成年份。

基因检测的负面报道频频传出，基因组学的诺言难以兑现，似乎照此情形发展，民众终将会认识到，所掷千金并未得其所用。然而，民众似乎无法摒弃既有信念，我们中多数为基因决定论者，且执迷于医疗奇迹，深信人体功能得以良好运转的关键在于遗传因素。尽管研究人员和临床医师也无法否认，遏制慢性病是当今医学所面临的

---

① 格列卫：中文名甲磺酸伊马替尼，一种用于治疗慢性髓细胞性白血病的特效药物。——译者注

一项严峻挑战，改善生活方式才是首选方案，但基因决定论的魅力就在于，它给出了一条通往健康的坦途，令人相信无需坚持辛勤锻炼或摒弃不良嗜好，就能身强体健。

"生物决定论"是人类遗传智识史上经久不衰的主题。该论调之所以能盛行至今，主要得益于公众的信任态度，而非理论本身的科学性。对于"遗传与健康联系密切"的说法，公众并未提出合理的质疑，可见他们对生物医学治疗方法的崇信程度。因此，尽管研究人员日渐确信，环境因素在医疗保健领域发挥了主导作用（且近期表观遗传学领域的研究表明，基因自身的表达受环境变化的影响），但"先天主宰后天"的思想仍固执地泛滥于众多畅销著述中。

各界对生物医学所提出的"遗传关联"（genetic link）①理论推崇备至，尤其是大众媒体对遗传信息与复杂反常行为间的联系进行了过度渲染。以精神病学研究者理查德·K. 弗里德曼（Richard K. Friedman）2015 年在《纽约时报》（*New York Times*）发表的专栏文章为例，该文章认为婚后不忠行为的根源在于遗传[20]。因为社会性求偶行为被认为与抗利尿激素和催产素密切相关，而这两种激素的受体分布情况正是由遗传因素所决定；与之相比，道德秩序和社会结构对不忠行为的影响微乎其微[21]。据弗里德曼的观点，单配偶制的践行者实质是在抑制"其自身作为生物个体的本性"。

但他用以证明"生物因素对婚姻忠诚度产生关键性影响"的论据过于单薄。弗里德曼的研究主要基于对山地田鼠（多配偶制）和草原田鼠（单配偶制）的观察，由此推断"啮齿类各亚种在配偶数量方面的区别，是由于各亚种在抗利尿激素和催产素的受体位点上存在遗传性差异"[22]。然而，其他相关研究并没有为此结论提供支持。的确，

---

① 遗传关联：将生命现象和生活行为还原为基因特质的认识理论，即一切生命活动和表现行为均可以找到其与核苷酸分子层面关联的解释。——译者注

各亚种的行为方式有所不同，但并无可靠证据表明基因对受体分布的影响就是导致亚种间行为差异的本质原因[23]。

一些研究者还将人类的不忠行为与基因直接关联，却未能进行合理的论证。以哈斯·瓦卢姆（Hasse Walum）团队在2008年开展的研究为例，该研究尽管产生了影响力，却同样经不起推敲[24]。研究声称：编号334的基因突变型与"男性在配偶数量上的选择"密切相关；研究中，没有334突变型的男性群体，一年内出现婚姻危机或离异风险的人数占比约为15%；而对于出现334突变型的男性群体，这一数字为34%。然而，该研究的样本规模过小（34%的所对应的研究对象仅指14人），结论难以具备说服力。研究者因过分注重所希望呈现的关联，而忽略了其他潜在因素，所以该项研究很有可能是出于偶然而得到了上述"相关性"结果。

其他研究则令"抗利尿激素基因和催产素基因对行为产生影响"的说法变得更为扑朔迷离。多里安·米切姆（Dorian Mitchem）团队在对芬兰7378对双胞胎的数据进行分析后认为，"婚后不忠行为"与早期的"催产素基因的突变"之间存在关联。但和瓦卢姆团队的研究结论（即基因对不忠行为的影响只发生于男性）不同，米切姆团队的研究结论是突变基因对不忠行为的影响仅见于女性，无关乎男性[25]。而近期的研究并未找到任何证据来支持上述几项研究中"婚后不忠行为与催产素基因的突变相关"的说法。综合看来，尽管悖论的出现耐人寻味，但早期研究的可重复性问题更值得担忧，特别是当这些研究是在对多方测得的数据结果开展比较时。应用"多重比较法"会导致约5%的数据结果受偶然因素的影响，由此估算，上千个测试数据中将可能存在数百个假阳性结果。瓦卢姆的研究中，最含糊之处体现在并未说明出现婚后不忠行为的个体数量，仅称"出现此类行为的个体为数不多"；而在文中另一处又写道"9.8%的男性和6.4%的女性承认在一年内曾有多个性伴侣"。然而，研究仅提供了少数调查对象的遗传信息数据。故可推知，以上结论的得出仅是根据极少数发生过婚内出轨的个体。这一以偏概全的谬误似乎显而易见，但当读者面对自己所知甚少的统计学数据时，就可能缺乏批判的勇气。

可以理解学术界对"基因是否可能决定或影响行为"主题的过度关注，它可能是值得重视的研究领域。但这并非意味着我们应该相信弗里德曼等人的妄断。就目前而言，那些表明"基因变异和复杂行为之间存在关联"的研究论述，充其量只是猜测，日后也难以得到证实。而民众对这类证据薄弱的说法仍持高度认可的态度，就表明了"生物决定论"已植根于其世界观中；也反映了大众是何等希望这种假说成为现实，如此就无需在增进健康的行为上投入时间与精力；这更合理解释了为何公众在时隔20年后仍等待着"基因诊疗革命"的到来。或许，我们终能在基因治疗领域取得突破。但让人不禁好奇的是，在追寻这一"乌托邦"的过程中，被忽视的其他保健方式是否本可以对人类形成更多的裨益？

宏业再兴：精准医疗

多数得到相似诊断的患者，其所接受的治疗方案如出一辙，其所服用的药物剂量也别无二致。但众所周知，个体生而各异，对治疗的反应也不尽相同。因此，"解决方案"就是当前生物医学所发展的研究与实践领域：精准医疗[26]。

精准医疗的理念令人振奋，即通过运算工具来定制专属于个人的精确治疗方案[27]。首先，研究人员从数据库调取患者详尽的体质信息、医疗记录和基因数据，再对所有信息进行筛选，最后得出相当准确的个性化诊断结果[28]。接着，计算机通过程式化的决策工具来分析已发表的相关医学文献，以精确制订适合患者个人的治疗方案[29]。系统会根据基因信息为治疗的各个环节（如计算各类药物的配比及剂量）提供精准的参考与建议，以全面契合个体及其特殊病症。如此，就无需在有效治疗方案的探测上浪费时间和金钱。

虽然精准医疗尚处于临床应用的早期阶段，但医疗服务行业已在宣扬其有能力针对个体的特殊病症开展诊疗。他们声称，通过对基因组的测序及对肿瘤特异性表征的识别，就能定制精准且个性化的癌症治疗方案[30]。

尽管精准医疗广受追捧，但仍难以掩盖由该模式所引发的重重顾虑。一方面，"从基因中就能充分获知致病信息"的想法仅是种预设；实际情况并非如此，多数慢性疾病机制复杂，现有的遗传学认知难以对其做出解释[31]。另一方面，精准医疗存在过度诊断的可能；因为观察越是仔细，就越可能在个体身上发现异常。而精准医疗就是在进行最为细致的检测：系统通过审察患者成千上万的数据单元信息，从中找出潜在的健康隐患。这就可能导致使患者在无疾病症状或仅有低致病风险的情况下，接受众多不必要的治疗。对于"精准医疗如何具体提升健康"的问题，我们尚不能给出解答；但可以肯定，当过度诊断和过度治疗的情况相伴出现时，由此增加的医疗保健成本将是笔不小的数字。

精准医疗亦面临着严峻的学术挑战。前沿的分析方法将挖掘出个体的海量信息，形成上百万个与被分析者相关的数据单元。根据经典的统计学方法论，每 20 个测试结果中就存在 1 个具有显著性差异的观察结果［显著性差异水平（significance）① 是 0.05］；其中，多重比较法仍是造成虚假统计结果的主要因素。尽管精准医疗领域的研究人员意识到了这类问题，但并未给出明确的解决方案，而对此问题的不

---

① 统计学上的显著性差异是一项反映数据测量的系统误差程度的参数，当数据之间存在显著性差异，就说明参与比对的数据不具有一致的来源。——译者注

作为，仍将会导致"过度诊疗"的发生。

此外，医疗保健服务的安全性和有效性依赖于现行监管体制的保障，而精准医疗模式可能严重影响这一体制的运行。FDA 等监管机构主要通过开展随机临床试验（randomized clinical trial）来评估各治疗方案的应用价值。在这类试验中，被分配到同一组实验环境中的多名受试者均接受相同的治疗方案。但显然，随机临床试验不适用于验证精准医疗这种针对个人特质而设计的治疗方案，后者对于特定研究的开展必然采用小规模样本；而在随机临床试验中，要考察诸如"死亡率"之类的参数，通常只有当样本规模达到千人以上时，数据才有统计学意义。

对此提出的解决方案是根据生理指标而非受试者的健康状况来评估新药。譬如，以精准医疗能否降低患者血压，而不是以能否延长患者寿命来作为衡量疗效的标准[32]。而这种做法正是生物医学治疗模式中的主要缺陷，因为生理指标在数值上的改善与临床治疗效果（即寿命的延长）通常不存在关联，对此我将在第 3 章中详细论述。

在将"精准医疗模式"投入实际应用前，我们需要审慎思考：是否值得投入高额成本来达成这一模式？就科研方面来说，这是激动人心的事业；但若就公众健康而言，价值的衡量标准则在于精准医疗是否会比其他医疗模式更能够从本质上增进全民健康。类似医疗领域中那些大而无当的计划，精准医疗项目同样占用了众多资源，而亟待经费支持的重要领域（如社会服务、公民教育）实际能产生更为持久且广泛的正面效益。

学术失范

生物医学领域的前沿研究往往较为混沌，如前文重点论述的基因组学和精准医学［如果再写一章，我可能要深入探讨"干细胞革命"——《科学》（*Science*）杂志称之为"缺乏实证的学术泡沫"][33]。且某些思想一旦深入人心，就会排斥用以支持其他思想的新证据[34]。这种"排斥"在科研领域就明显存在于"确立研究重点"和"研究结果发表"环节中，导致如今"撤稿事件"频繁上演。科研人员已学会在证据并不支持结论的情况下，编造可信的研究过程，而同行评议（用于区隔科学事实与主观臆断的关键屏障）对此视若无睹。

英国科学家理查德·霍顿（Richard Horton）在《柳叶刀》（*Lancet*）杂志上指出，发表在学术刊物上的论文，近一半都存在错误[35]。有些研究是基于小型样本，所得出的结果并不适用于广大群体；而采用大型样本的研究通常仅报告不甚明显的实验效果，这对寻求救治的患者而言，可能毫无意义。此外，研究通常会评估结果中的众多参数，而非明确指定一个参数用于检验具体的假设，从而增加了出现假阳性结果的概率。霍顿还指出，被频繁揭露的利益纠葛丑闻使得科研发现的真实性受到质疑。在 2005 年发表的论文《为何众多虚假研究结果得以发表》（*Why Most Published Research Findings Are False*）中，内科医师兼统计学家约翰·约阿尼迪斯（John Ioannidis）认为，80% 的非随机性试验和 25% 的随机试验，所得结果均不具有可重复性[36]。

科研人员编造虚假数据的情况虽不常见，但片面的研究发现确实能够被发表。造成这种情况的原因之一是学术界存在"发表偏倚"（publication bias）现象：学术期刊皆倾向于接收并登载正相关（证实某种关联或影响）的研究发现，同时无视负相关（表明不存在关联或影响）的证实性研究。因为期刊需要发布振奋人心的科研讯息，而报道负相关结果的研究不能掀起任何学术波澜[37]。长此以往，正相关研究完全覆盖了负相关研究，致使科研领域呈现一派看似繁盛的景象。

另一方面，生物医学领域所发表的研究往往难以得到应用。

2016 年，约阿尼迪斯在回顾了数千篇医学研究文献后撰文表示，多数临床研究实际鲜有临床治疗价值[38]。这些研究从未考虑过适用于试验情景的数据是否可以被应用于群体规模，所得结果又是否与医疗实践相关。例如，某项研究可能会为受试者免费提供 30 天的住院治疗与持续监测等服务，而现实中少有患者能负担得起这样的医疗服务。很多研究所采用的治疗方案在成本上要远高于其他能达到同等疗效的替代性方案。临床研究的结果只支持不切实际的治疗方案，这究竟有何价值？

刊物质量的低水准反映了科研体系自身的缺陷。事实上，在生物医学实验的基础操作环节，失误随处可见。例如，近年来我们发现，用于实验研究的细胞株时常受到污染；某位细胞生物研究者长期以为所用的实验细胞来自大鼠，后发现实际上来自豚鼠；另一案例中，研究人员发现他们将乳腺癌细胞误认作卵巢癌细胞。据目前估测，实验中有 14% ~ 30% 的细胞株受到污染或被错误辨识[39]。科学界为应对这一严峻问题，于 2012 年成立国际细胞株鉴定委员会（International Cell Line Authentication Committee），该委员会现已追查到 400 多例存在问题的细胞株。

尽管实验材料的真实性可通过对设备和样本的严格审查和有效监管以得到保障，但要纠正研究者在生物学机制方面的偏颇预设（正是这种预设导致劣质、无效的研究日渐泛滥）则相对困难。核心问题就在于，现今生物学研究的开展仍主要基于"动物模型"。科研界存在这样的认知预设：适用于某种哺乳动物的情形，可被推及至其他哺乳类生物，人类也不例外。所以当科研人员试图了解人体的工作机制时，会首先参照其他哺乳动物的生命系统。例如，研究者往往会对啮齿类或其他模式物种开展实验，将所得结果应用于人类，推测疾病在人体的发生机制，从而筛选有效的治疗药物。

但事实上，对某一种动物的观测结果很少能适用于其他物种，即使亲缘性较高的物种（如小鼠与大鼠）间也是如此。近期，美国国家衰老机制研究所（National Institute on Aging）的一位同事感慨道："罹患阿尔茨海默病的模型小鼠被治愈了 300 多次，但面对患有此病的人类，科学迄今仍无能为力。"该同事暗指杰弗里·卡明斯（Jeffrey Cummings）团队所撰写的一篇综述，该综述记录了用于治疗阿尔茨海默病的新药在人体试验第三阶段与安慰剂治疗组的随机对照试验中，接连失败 221 次[40]。数学家诺伯特·维纳（Norbert Wiener）的表述切中肯綮："若以一只猫为研究对象，理想的参照模型是另一只猫，而如果能参照这只猫本身，就再好不过了。"[41]

文字不足以描述动物模型（特别是小鼠模型）在科研实践中的盛行情况。NIH 分析了 2008—2015 年收到的 267,000 份科研基金申请书，发现有 190,329 份（占 71%）申请中提出"对小鼠开展研究"或"将小鼠模型纳入研究方案"。尽管申请资助的总体人数在下降，但提出用小鼠模型进行研究的申请者数量却在增长中[42]。

低质量研究的另一特征是普遍缺乏可重复性。最近在《科学》《自然》等学术期刊及《经济学人》等大众媒体上发表的系列文章，引起了各界对此问题的关注[43]。探讨"可重复性问题"的论述已有众多。2015 年，莱纳德·弗里德曼（Leonard Freedman）、伊恩·考克伯恩（Iain Cockburn）和蒂莫西·西姆科（Timothy Simcoe）在《公共科学图书馆·生物学》（PLOS Biology）杂志上发表的分析文章指出，至少一半数量的临床前研究或基础理论研究无法被重复，估计每年约有 280 亿美元的经费投向这些不具重复性的科研工作中[44]。

这类问题不仅普遍存在，个别情况下还极其严重——实验首次公布的结果和重复研究得到的结论可能相去甚远。例如，对一项基于实验室的肿瘤疗法所开展的成效分析声称，该疗法令老鼠的存活率提升了 9 倍，而该实验在重复开展后仅得到 30% 的提升效果[45]。再如，某制药公司在"潜在性药物靶点"方向上所开展的研究中，有

65% 的工作不具有可重复性，而与此研究相关的见刊论文已有 67 篇，其中 21% 的发表数据不同于公司内部数据，7% 的文章表述存在矛盾[46]。当肌萎缩侧索硬化治疗发展研究所（Amyotrophic Lateral Sclerosis Therapy Development Institute）尝试重复 9 项有望治疗肌萎缩侧索硬化的动物模型研究时，发现这些研究均不具备可重复性。2014 年刊登在《自然》杂志上的同类型研究，与上述实验一样有负众望[47]。

对于上述问题，尽管可以通过改善实验条件（如使用品质较高且得到准确鉴定的试剂与细胞株）来减少某些因素对可重复性的影响，但我们更应该从根本上加以改进。例如，实验室人员需要接受系统的统计学训练，实验操作必须符合更高的标准。特别是，研究者在开展临床试验前，应明确指出该研究将要考察的主要结果变量①，并对变量间的相关性提出假设。正是由于以往的研究者没有预先指明实验所考察的具体变量，才使众多研究利用了偶然性关联。

2014 年，NIH 宣布将更为严肃地对待可重复性问题，院长柯林斯和首席副院长劳伦斯·塔巴克（Lawrence Tabak）在《自然》杂志上发表了《美国国立卫生研究院将致力于提升研究的可重复性》（NIH Plans to Enhance Reproducibility）[48]。美国国会在发布 2018—2020 年 NIH 所得预算的同时，也向科研者发出警示：必须重视实验设计的严谨性和报告结果的透明性。这些新的防范措施和倡议制度能否见效，仍有待后续观察。

灵药何处寻

新药在研发、测试及审批环节存在着极其严重的资源浪费现象，

---

① 通常指"因变量"。——译者注

是造成该领域研究难以取得成效的一个重要原因。在这个缺乏严谨性的科研体系中，研究人员所设计的治疗方案最终无法被推广应用，因为它们难以通过监管部门的审查。

　　每年都有数量上千的候选药物获得"临床测试许可"，只要这些化学分子能够通过三个阶段的严格测试，即有望成为"重磅药物"（blockbuster）。在测试的第一阶段，候选药物被应用于少数受试者，以明确其合适的使用剂量与潜在的毒副作用，能顺利通过该阶段的药物占比仅为2.5%。在第二阶段，候选药物被应用于大型受试群体，以广泛评估其疗效和安全性，能顺利通过该阶段的药物占比仅为0.05%。在第三阶段，研究者将对药物开展更大规模的评估，要求受试者在人种和族群背景上尽可能存在多样性差异。

　　多数药物之所以无法通过审批，通常（56%的概率）由于其"在日常测试中疗效不佳"。典型情况就是早期的试验结果在条件更为严苛的后期试验中无法被重复，尽管医疗新方案在提出时被寄予厚望，但后期所报告的疗效却不如预期[49]。导致这种"效价落差"的原因之一是早期的试验在有意地控制治疗环境，从而产生了较为正面的数据结果，而后期的试验则涉及更具现实代表性的受试群体和治疗环境，较真实地模拟了临床实践中错综复杂的情景[50]。当干预治疗在更符合实际的状况下开展时，其有效性远不及早期试验中所表现的那般显著。

　　在"试验环境"与"现实情况"下所取得的治疗效果不免会存在一定差异。研究者在开展临床试验时，往往会精心筛选用于验证新药疗效的受试者。非典型的患者通常会被优先招募，因为他们作息规律、谨遵医嘱，且很少出现并发症状。尽管不难理解研究者为何不会以生活环境复杂、健康和人际方面均存在问题的患者为受试对象，但这并不意味着这种"筛选"做法合理。我们至少要对此提出异议，要求研究者在将治疗方案应用于临床前，提供该方案在现实情景中的治疗效价。

药物研发难得硕果，科研人员和监管机构自然责任重大，但制药行业同样难辞其咎。后者的首要关切点在利润的增长而非健康的提升。因此，药企会用数十亿美元来翻新专利即将失效的药物[51]。只要对药物分子稍加修饰，就可以用修饰后的"新药"来抢占仿制药（generic）的市场份额，从而保障自身利益。

制药商有意用新瓶装旧酒，而无意为患者做出任何实质性贡献。这种失德做法所造成的后果是药物研发管线被阻塞。药物从研发到取得临床应用，平均周期长达 17 年[52]。在基础科学领域，研制一种药物通常需要几年时间。此后，研究者需向资助机构提交试点研究（pilot study）①方案和正式研究计划以申请经费，经审核、返修、再次提交等程序，申请才可能得到通过。研究者在获得资助后，需用 3～5 年来完成临床试验，再用至少 6 个月来记录并处理试验结果（复杂的合作性研究可能需要更长时间）。最后，根据研究结果所撰写的论文通常要经过多轮同行评议和修订最终才可能被接受，刊发时间最早也要在一年之后；而对于在新研究方向上所取得的成果，则需更久才能引起业内学者的关注[53]。

医学临床试验存在一个严重的问题，对此我们已有了解，即多数治疗方案是在对精心挑选的受试者群体开展测试，在不同于实际治疗的情景下评估其试验效度（efficacy），但这一指标并不能衡量药物在实际治疗中所发挥的作用。例如，一些疗效试验对受试者有严苛的选拔标准，候选人中仅不到 5% 符合"受试者"的条件，而现实中的临床治疗对象则情况各异[54]。在真实临床情景下，药物

---

① 试点研究：指在正式大型研究计划开始前，为了评估可行性、时间、成本、负面影响，而事先进行的小型实验或研究。——译者注

的有效程度被称为临床效度（effectiveness）。尽管"试验效度"与"临床效度"在概念上的差距问题已在医疗领域得到了广泛探讨，但多数临床指南仍以"试验效度"为标准。多项大型系统性文献综述均得出，不同类型的受试群体在实验结果上存在显著差异，例如，降压药物经证实可以降低中年人的死亡率，却对老年人的死亡率不存在显著影响[55]。尽管降胆固醇药物可减少 60 岁以下群体的心脏病发作风险，却未曾在 75 岁以上的群体中开展过测试[56]。许多药物仅对男性患者开展过临床测试，就被认为对两性患者有同等的治疗作用，而后期却发现女性对药物的反应有所不同[57]。多数临床试验遵照统一的研究模式，并未考虑各类型群体之间的差异，这无疑降低了试验结果的普适性。

尽管对于实验室条件下（试验效度）和实际情境中（临床效度）的结果差异，我们尚未开发出相应的定量估算方法，但我们清楚，由精心控制的试验所证实的有效疗法，在现实的临床治疗中往往效果平平[58]。

创新研究多被拒稿，研究结果不可重复，"利益至上"主导药企，这一切消极因素阻滞了新药的出现。尽管会有少数新药投入市场，然而这一过程日趋滞缓，成本日渐攀升。安东尼·鲍恩（Anthony Bowen）和阿图罗·卡萨德尔（Arturo Casadevall）在 2015 年的一项研究中指出："过去 50 年里，科研投资的激增主要使得知识总量有所扩增，却没有令民众的健康状况获得相应的改善。"此外，他们发现 NIH 在 1965—2014 年的投资金额与研究发表的数量相关，而与新药数量无关。此阶段，生物医学期刊的发表数量增长了 5.27 倍，投稿人数量增长了 8.09 倍，NIH 的对应预算投入增长了 4 倍以上。然而，在过去几十年里，经 FDA 审批通过的新药数量仅增长了 2.3 倍[59]。与此同时，我们看到，美国民众在预期寿命的增量上已落后于欧洲，且近期甚至呈现出倒退的趋势。

"大科学"之弊

纵观生命科学史，早期的重大发现往往诞生于小型实验室中，如DNA双螺旋结构的发现是由初级研究人员在资源不甚充裕的条件下所取得[60]。而如今的情况则非昔日所能比肩，战后科研格局的特征是号召并资助大量研究人员开展协同合作，毕竟只有在庞大经费的支持下，科学才能应对疾病这类棘手的问题。军事项目模式被成功移植于民众生活中，"大科学"（big science）模式即在此背景下产生，且得到长足发展。如今，47亿美元的"人类基因组项目"、10亿欧元的"人脑计划"（Human Brain Project），以及NIH斥资1亿美元发起的"脑科学计划"（BRAIN Initiative）①，皆是"大科学"机制的产物。

"大科学"模式下的科研项目具备了成就非凡业绩的实力，如近年来在大型物理实验领域，数百名科研、工程、技术工作者依托于通力合作，最终取得了划时代的突破（发现了引力波和希格斯玻色子等）；而生物学领域却屡屡受挫。尽管对大型科学的投资规模不存在上限，但我们必须明确意识到，孤注一掷就可能倾尽所有。"人脑计划"就是实例。瑞士神经学家亨利·马克莱姆（Henry Markram）在大鼠神经元电信号的采集与测量方面贡献卓著，他的研究揭示了突触（连接神经元的结构）如何随着外部经验刺激在强度上的变化而发生建构或解构，这一发现有效阐释了大脑的学习机制。2013年，凭借其声誉，马克莱姆发起了一项宏大计划，目标是通过模拟人脑860亿个神经元和100万亿个突触，对阿尔茨海默病这类"认知医学领域的复杂问题"开展研究。此构想极具鼓动作用，凭借马克莱姆在国

---

① 脑科学计划：英文全称为 Brain Research through Advancing Innovative Neurotechnologies（BRAIN）Initiative。——译者注

际学术界的权威地位，欧盟承诺为这一历时十年的项目提供 13 亿美元的经费资助[61]。但一些科学家对此项目的合理性存有顾虑：在未对项目进行同行评议的前提下，就将巨额资金投注于这一纯个人的构想，其中的潜在风险似乎过高。2014 年 7 月，800 多位科学家联名公开致信，对该项目的可行程度表示质疑；对此，马克莱姆提出通过第三方仲裁来应对同行的诘责。之后，由 27 位科学家组成的仲裁委员会发布了一份 53 页的报告，最终认为该计划处于"考虑不周"的状态，其过分远大的目标难以实现。尽管如此，欧盟成员预计仍将为此项目提供 5.7 亿美元的资助，只是多数国家尚未拨款[62]。

另一项近年来以失败告终的项目，是克林顿政府时期批准的"美国国家儿童研究计划"（National Children's Study）。该项目旨在追踪、记录儿童从出生到 21 岁，环境对其健康和发育的影响（在物理、化学、生物、心理等层面）[63]。这个运行了 12 年的项目共计获得 10 亿美元以上的资助，但在 2015 年该项目被终止前，调查人员长期在"如何设计数据收集方案"的问题上争论不休[64]。

美国近年来用于科学研究的经费高达每年 4500 亿美元，但已有充分证据表明，相应的科研成果数量在递减。美国斯坦福大学和麻省理工学院的经济学家 2017 年的研究与鲍恩和卡萨德尔 2015 年的研究在结论上观点一致，即尽管现在科研人员的数量要远多于以往，但人均有效科研产出却在逐年下降。科学在 20 世纪 70 年代初所达到的进步速率是如今的 25 倍。两位经济学家进一步指出，如今在医学研究领域，科研发表和临床试验数量的显著增加，并没有相应地导致预期寿命的提升或上市药物数量的增加。综上可知，在"大科学"模式下，生产力在日渐疲软，相应地，科学投入的回报率在日渐降低[65]。

曾领导美国国家心理健康研究所（National Institute of Mental Health）长达 12 年之久的托马斯·英赛尔（Thomas Insel）对自己

在所长任职期间的思想进行了深度反思。英赛尔热衷于寻找精神疾病的神经化学指标等生理量化参数，并曾公开表示不愿意支持行为领域的研究。如今，他直言："我在研究所用 13 年时间，全心致力于推动神经科学和遗传学在精神疾病治疗领域的发展；可我在回顾过往时意识到，尽管自己以相当高的成本（200 亿美元）令众多的优秀学者成功地发表了高水准论文，但在减少自杀率或住院治疗率、改善患者精神状态方面，我们的工作并未起到实质作用。"他坦陈"责任在自身"[66]。

小结

2016 年，美国国会首次批准大幅提升 NIH 在未来的科研预算额度，如此一来，分配不均的现状将得到进一步巩固；所附的拨款指导信声称"国会一致力主 NIH 继续将科研重心放在基础生物医学研究领域"，信中高度肯定了生物医学的价值："NIH 基础研究的目的，在于通过探究疾病的特性和机制，找到预防和治疗的潜在路径。如果没有前期的科学研究，后期的治疗和康复均无从谈起。"美国国会特别要求 NIH 对"精准医疗"开展全力资助，并对"大科学"项目加大资金投入力度，其中包括脑科学计划、大数据医疗项目、药物合作推进项目（Accelerating Medicines Partnership）、人类微生物组计划（Human Microbiome Project）和推进治疗网络项目（Cures Acceleration Network），却没有明确要求对影响健康的社会和行为因素开展研究。

美国国会高度重视基础科学，这在一定程度上是鼓舞人心的表现。我们确实需要开展高水准的生物医学研究，但更需要发展多样的科研主题领域，比如，对影响人类健康因素的探讨，对现行模式弊病的分析。本书第 3 章将试图揭示这种科研政策令民众受益寥寥的关键原因。

3

对健康概念的误读

少有人能够欣然接受肠镜检查。在进行检查的前 1 周，患者需停止服用血液稀释剂类药物；检查前 1 天，患者不能摄入固体食物、酒精或任何有色液体，还要服用泻药以保证"肠道洁净"；检查期间，医务人员会将内镜插入被麻醉患者的体内（患者在一段时间后才能恢复知觉）。

尽管如此，多数民众仍认为这项检查的开展极有必要。在美国，结直肠癌是引发早亡的主要疾病，在所有由肿瘤导致的死亡中，结直肠癌致死人数占比居第 3 位。进行早期检测带来的益处似乎要远大于弊端，且医生和科研人员一致认同"筛查是检测癌症的有效途径"。鉴于此，肠镜检查成为少数被美国预防服务工作组（US Preventive Services Task Force，隶属美国卫生与公众服务部）列为 A 级的癌症筛查项目。

而事实证明，医学界的认知并非全然正确。尚无确切研究表明，肠镜筛查会比其他筛查方法更易于令个体杜绝早亡风险。实际上，筛查对早亡的影响微乎其微。一项研究在分析了 154,900 名接受过乙状结肠镜筛查的美国成年人后发现，接受筛查的群体中，因结直肠癌死亡的比例为 2.9%，而未接受筛查群体的比例为 3.9%[1]。另一大型研究也得出类似的结论，在接受筛查的成年群体中，免于结直肠癌死亡的人数比例约为 98%，而未接受筛查的成年群体中，这一比例约为 97%[2]。

从根本上讲，当前的事实证据并不支持"肠镜筛查可延长寿命"的说法。明尼苏达州的一项研究将受试者群体随机分为"肠镜年度筛查组""肠镜隔年筛查组"和"零筛查对照组"，来进行为期 18 年的随访观察；该研究发现，这三组的死亡率基本不存在差异，年度筛查组中死亡人数（死于肠癌在内的任何可能原因）占比为 33.6%，隔年筛查组中这一比例为 33.4%，对照组为 33.6%；且该研究采用大规模样本，每一分组的测试样本数在 15,000 以上，出现偶然结果的可能性较小[3]。结直肠癌筛查可能会减少由结肠组织癌变所引发的死亡，但程度微乎其微，而对其他原因所导致的早亡，则没有任何显著影响。

上述的类似情况实际普遍存在。将检测结果作为衡量健康程度的标准，无根据地偏信检测数据，并据此开展治疗，这是生物医学的本质性认知缺陷，它严重影响了临床实践工作。特别是，我们仅依据各种生物学指标（如血压、胆固醇水平）来判定自身罹患特定疾病的风险，却不曾考虑改善指标的干预措施是否能切实地延续生命或提升存活质量。简而言之，尽管向医疗保健领域投入巨资，我们却未曾真正关注过影响健康的本质要素。

何为健康

由于医生所得的薪酬数目取决于其接诊的次数，而非具体的治疗效果，所以当患者出现严重的治疗副作用时，医生有可能为了更高的酬劳而有意让患者多次复诊。而过度的医疗保健服务就将导致额外的医疗支出，且在一些情况下，会对患者造成负面影响[4]。

若薪酬的发放依据是治疗效果的显著程度，而非医疗服务的提供频次——重质而非重量，结果会如何[5]？这听起来是个理想的解决方案，但实际上却难以付诸实践。因为其中不仅要评估治疗环节，还要量化健康状况的改善程度，这进而就需对"健康"进行定义。尽管长期以来，各方对"健康"的概念莫衷一是，不过仍有两个维度的评价标准得到了普遍认可。"规避早亡"应是保障健康的第一前提，但健康不止关乎"预期寿命"这一维度。正如一句箴言所云"重要的，终归不是生活中的年岁，而是年岁里的生活"，"存活质量"是评估健康状态的第二维度。

为确定一种量化"存活质量"的可行方法，研究人员提出了几项用以综合分析"预期寿命"与"存活质量"的评估指标[6]。对存活质量的传统分析方法是以两个指示数值 1.0（表示"存活"）与 0.0（表示"死亡"）对出生后的个体进行逐年记录；但一项设计合理的量化指标需要考虑疾病或伤残经历对个体生命机能的负面影响，最佳的量化方式是将康健水平置于 0.0 ～ 1.0 的连续区间内，以 1.0 表示最佳状态。在存活质量换算分析①（quality-adjusted survival analysis）中，个体的存活质量以量化换算后的具体数值来表示，表征该数值的指标被称为"存活质量换算寿命"（quality-adjusted life years, QALY），其数值范围是从 0.0（死亡）到 1.0（最佳存活状态）的连续区间。该指标可表示治疗对存活质量的影响程度，例如，某种疾病在不减少预期寿命的情况下，将存活质量降低一半，那么就称该疾病每年将存活质量换算寿命削减 0.5 个单位，治疗干预的优缺点均可通过这一指标得到具体的反映。

由疾病或残障造成的存活质量下降程度可以通过各种方法加以有效量化，其中主要通过问卷调查来评估个体的生理功能状态，并将个体处于特定健康状态的时长考虑在内[7]。要说明"存活质量换算

① 存活质量换算分析：指对个体存活质量的量化表达，用经过调整、换算后所得的数值来对个体的存活质量进行评估分析。——译者注

寿命"在综合衡量死亡率和存活质量方面所具备的优势，高血压病是合适的案例。一方面，尽管高血压病患者在寿命上将有所折损，但并未出现任何不适症状；而另一方面，对高血压病的治疗尽管会延长患者寿命，但同时会引发相关症状和副作用。若仅从"预期寿命"的维度来评估治疗效果，就高估了治疗所产生的实际效益，因为没有考虑到患者需承受的副作用等其他代价。一项全面的量化指标需要将涉及健康的各个维度考虑在内，才能更为综合地评估治疗的成本与效益[8]。

将医疗保健工作再度聚焦于"存活质量换算寿命"具有革命性意义，这将有效促使医疗系统从提供服务转向保障疗效。但要在美国实现这一点，就必须摒弃对当前医疗保健模式的盲目信从和偏颇预设。更具体地说，这意味着患者向医疗机构支付费用，是为了看到自身健康状况得到改善的成效，而不仅是购买一定数量的医疗服务。此外，这需要大众不再将"某种特定疾病的致死率"（disease-specific mortality）当作评价疗效的主要指标，而是思考医疗干预措施是否能全面降低个体的死亡率（由各种可能原因导致的死亡概率）。如果仅让患者免于心脏病致死的结局，却没能让其摆脱因癌症而早亡的命运，那么医疗终归没有真正地解救患者。评估的目的是从患者的立场来衡量治疗效益，而达成此目的的关键一步，在于减少对替代性指标的依赖。

替代性指标

一切依据数值，专业医生就该如此进行诊治：个体的收缩压在120 ～ 140 mmHg 才算合理，空腹血糖低于 126 mg/dl（7 mmol/L）才算正常；合格的患者也理应这样认为。美国心脏协会就建议，民众应追踪监测自身的血糖、血压、血脂及体重[9]。

但有时，生理指标完全正常的个体却会出现心肌梗死的情况，而检测指标出现异常的个体却并未罹患疾病或经历创伤。尽管各方都在强调检测数值所体现的重大意义，但实际上，数值所反映的情况仅被片面地解读。例如，弗雷明汉心脏研究（Framingham Heart Study）① 称：假设一名 50 岁男性，其胆固醇总量高达 240 mg/dl（1 mg/dl ≈ 38.67 mmol/L），但没有其他心脏病致病因素，该男性在未来 10 年内心脏病发作的概率为 5.6%；若将其胆固醇水平降低到 195 mg/dl，该风险就会相应降至 3.7%。但以上数据也可以被理解为：在同等水平高胆固醇血症的 50 岁男性群体中，94.4% 在未来 10 年内不会出现心肌梗死的情况；在胆固醇正常的同龄男性群体中，96.3% 在未来 10 年内不会出现心肌梗死的情况。由图 3.1 可见，尽管胆固醇水平被认为是心肌梗死发生概率的替代性指标，但实际上，该指标在数值上的显著降低对心肌梗死发生概率的影响微乎其微[10]。

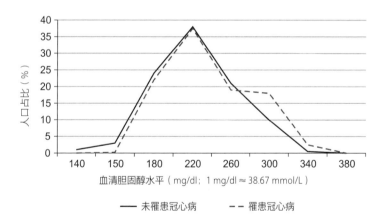

图 3.1　横坐标表示参与弗雷明汉心脏研究的 50 ～ 62 岁男性血清中的胆固醇水平，纵坐标表示相应的未罹患冠心病及罹患冠心病的人数占比。

替代性指标可表明群体层面的患病风险，但未必能反映个体的健康状况。尽管替代性指标可能与临床意义上的终点相关，但实际情

---

① 弗雷明汉心脏研究：指对马萨诸塞州弗雷明汉市居民开展的一项长期的心血管世代性研究。该研究始于 1948 年，目前参与者已为第三代。——译者注

况仍未得到印证。因此，虽然心脏病和胆固醇水平存在一定关联，但以胆固醇水平作为心脏病的替代性指标就可能存在误导性。其他替代性指标亦是如此：肿瘤的存在不一定意味着个体死于癌症的风险会升高，血糖水平的升高也未必会提升个体死于糖尿病的风险。仅改变生理指标的数值通常不会提升个体的健康水平。

全因死亡的风险

将替代性指标与特定病症相关联的专科诊疗方案存在一定缺陷。库尔特·斯坦格（Kurt Stange）和罗伯特·费雷尔（Robert Ferrer）在《初级保健的矛盾特质》（*Paradox of Primary Care*）一文中对初级保健和专科诊疗的效用进行了考察。他们认为："相比于专科诊治或以专科诊治为主导的医疗体系，初级保健尽管对专科病症的治疗水准偏低，但令身体状况相似的慢性病患者群体以较为低廉的成本得到了有效的诊治，综合来看，初级保健为患者整体提供了更高水准、更低成本、更好疗效的均质服务。"[11]为何专科诊疗这一在生物医学范式支配下最为先进的临床干预方法，反而未能有效提升民众的健康水平？

原因之一在于"健康程度的提升"并非等同于"不患某种疾病"。从"存活质量换算寿命"的角度来讲，将个体罹患某种疾病的风险降低（专科医师所擅长的方式）并不意味着个体就处于健康的状态。生物医学研究所聚焦的中心是"特定疾病的致死率"，而非"全因死亡率"（all-cause mortality）①。换言之，生物医学研究仅关注医疗干预是否降低了患者死于特定疾病的概率，而并不在意医疗干预是

---

① 全因死亡率：指由任何可能原因（包括自然衰老）引发个体死亡的概率。——译者注

否有益于患者寿命的延长；但对患者而言，整体健康才是关键。

1989 年首次发布的《内科医师群体健康状况研究》(*Physicians' Health Study*)就说明了上述问题。该报告称，约 22,000 名医师在该研究中作为受试对象，被随机分配在试验组(隔日服用 325 mg 的阿司匹林)或对照组(隔日服用相同剂量的安慰剂)。在受试者按照分配服用药物平均达 4.8 年之后，所得数据表明，试验组中死于急性心肌梗死的人数明显少于对照组：阿司匹林服用组中的死亡人数为 5，而安慰剂服用组的这一数字为 18[12]。这一发现被媒体广泛报道，以致日常服用阿司匹林的人数激增。

但事实上，阿司匹林的服用(aspirin consumption)与预期寿命的增长并不相关。若考虑所有可能引发心源性死亡的病因(不仅是心肌梗死)，阿司匹林组和安慰剂组之间没有显著差别(图 3.2)。阿

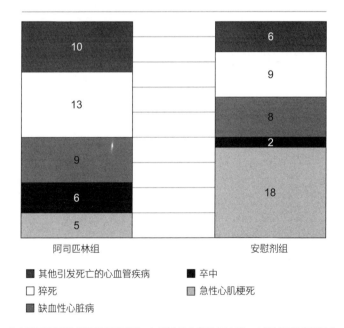

图 3.2 **《内科医师群体健康状况研究》中试验组的整体死亡率。** 试验组和对照组中，死于各类心血管疾病的医师总数相同，条形图中的数字表示死亡人数。

司匹林的服用可能会影响死亡证明上的记录，即出现更少的急性心肌梗死病例，但该药物并没有影响受试者的平均寿命[13]。

用替代性指标来反映特定疾病致死率的做法，尽管通常能够降低患者死于某种疾病的概率，但并不会从整体上改善患者的健康状态。以"糖尿病患者心血管疾病风险的管控"（Action to Control Cardiovascular Risk in Diabetes）项目为例，该项目通过测试"2 型糖尿病激进型治疗方案"能否有效降低患者糖化血红蛋白的检测数值，来评估方案的疗效[14]。其中，糖化血红蛋白被认为是衡量 2 型糖尿病患者卒中概率或心肌梗死发生概率的替代性指标。研究人员将 10,251 名 2 型糖尿病患者随机分配到"常规治疗组"或"强化治疗组"。前者通过常规疗法，维持糖化血红蛋白水平在 7% ～ 7.9%，后者通过药物治疗，保证糖化血红蛋白水平不高于 6%。

若仅关注这项替代性指标，治疗似乎卓有成效。如折线图（图 3.3）所示，两组受试者的血糖水平均有所降低（一般理解是，血糖过高会造成并发症甚至早亡），且强化治疗组的血红蛋白水平出现了程度更为明显的下降。然而，该项目人员在后续的随访调查中发现，

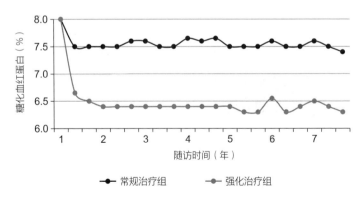

图 3.3　在"糖尿病患者心血管疾病风险管控"项目中，被随机分配到"强化治疗组"或"常规治疗组"的患者在糖化血红蛋白指标上的差异。强化治疗组明显达到了有效控制血糖的目的。

常规治疗组的死亡人数为 203，而强化治疗组的这一数字为 257。因为接受强化治疗的受试者更容易出现低血糖症状。总归来讲，这项有利于糖尿病控制的替代性指标对整体健康没有益处，反而大幅提升了其他因素的致死风险[15]。

另一项针对糖尿病治疗药物"西格列汀"的试验得出了与上述项目类似的结论。该药物由德国默克公司研发，经 FDA 审批后上市，商标名为"捷诺维"（Januvia）。如果以糖化血红蛋白数值作为血糖水平的替代性指标，西格列汀的血糖控制效果优于安慰剂；但在对比西格列汀组与安慰剂组后，试验发现两者在罹患心脏病、接受住院治疗和死于心血管疾病的整体人数方面并无差异[16]。鉴于其他类似的试验结果，美国内科医师学院（American College of Physicians）在 2018 年修订了针对 2 型糖尿病的管控指南；新指南取消了激进的血糖控制方案。该学会还号召患者参与探讨如何就药物治疗所带来的已知利弊开展个性化治疗。我们应当从治疗的负担和成本角度来考虑如何增进健康并延长寿命[17]。

再以对内分泌系统的研究为例，一项针对慢性肾病患者的试验得到了与上述研究极其相似的结论。在该试验中，研究人员想要验证通过药物刺激肾脏分泌促红细胞生成素的方案是否可以有效防止贫血（由红细胞中血红蛋白含量过低而引发的病症）的出现。促红细胞生成素可刺激骨髓生成大量红细胞，这一过程被称为"红细胞发生"（erythropoiesis）。已有相关实验表明，促红细胞生成素治疗可提升血红蛋白数值；因此，通过补充促红细胞生成素来治疗肾脏病患者贫血症状的方案似乎可行。为验证这一猜想，研究人员将血红蛋白水平偏低的成年慢性肾脏病患者随机分为两组，实验组通过药物提升患者体内的促红细胞生成素水平，对照组则接受常规治疗。所得结果表明，实验组患者的血红蛋白水平在 6 个月内恢复正常；尽管如此，该组患者的健康状况却并未从中获得改善；且后期的随访研究发现，即便实验组患者相比对照组患者有更高的血红蛋白水平，但前者并未比后者有更长的寿命，肾脏病症状也未曾得到任何缓解。事实上，实验组患者更可能出现其他症状，也更可能因症状加重而接受透析治疗[18]。

美国国家健康研究中心（National Center for Health Research）的戴安娜·祖克曼（Diana Zuckerman）团队最近研究了 FDA 对抗肿瘤新药的审批情况，也得到了相似的结论[19]。在 54 种获批上市的新药中，有 36 种仅是通过替代性指标（通常是肿瘤的萎缩）来验证其有效性。且随访数据显示，在这 36 种药物中，有半数无法提供证据说明其能够延长用药者的预期寿命。而在余下的半数（18 种）中，13 种药物所属的研发公司没有提交数据报告来说明用药者的生存状况，这表明此类数据报告可能不存在；如果药物确实拯救了患者的生命，制药公司断然不会对此有所隐瞒。因此，就目前所知，在基于替代性指标而获批的 36 种抗肿瘤药物中，实际上有 31 种① 无法延长预期寿命。祖克曼的研究还发现，在这 18 种无法证明能延长预期寿命的药物中，仅有 1 种能够改善用药者的存活质量，甚至还有 2 种药物降低了存活质量，其中 1 种至今仍在销售，服用该药的患者平均每年负担 17 万美元的费用。

尽管在主流观点中，胆固醇水平和心脏病的发作概率密切关联，但其实有必要重新进一步审视这一替代性指标与健康状况之间的关系。通常认为，预防心脏病的有效途径包括降低血液中的低密度脂蛋白胆固醇（low density lipoprotein-cholesterol，简称 LDL-C）水平，以及提升高密度脂蛋白胆固醇（high density lipoprotein-cholesterol，简称 HDL-C）水平。为了测定提升的 HDL-C 水平对改善健康状况的效用，欧洲科研人员开展了一项大型研究，将年龄在 50 ～ 80 岁

---

① 31 种：指 18 种确切申明无法证明其能延长预期寿命的药物和 13 种缺乏受试患者存活情况数据的药物。——译者注

的 25,673 名成年人随机分配到服用烟酸的试验组或服用安慰剂的对照组。已知，摄入烟酸能够提升 HDL-C 水平，但所产生的副作用（面部潮红）往往会降低患者服药的依从性[①]，所以试验组同时需要服用规避副作用的药物。为降低 LDL-C 水平，两组受试者均需服用他汀类药物。就胆固醇水平的控制情况而言，上述治疗完全达到了预期的效果：HDL-C 水平上升，LDL-C 水平下降。但胆固醇水平的变化对全因死亡率毫无影响。目前，未见有证据表明对胆固醇水平的调整可以延缓心脏病的首次发病时间[20]。

对新型降胆固醇药物"PCSK9 抑制剂"[②]的测试案例，也说明了替代性指标与全因死亡率之间同样不存在关联[21]。在一项为期 48 周的商业赞助性临床试验中，试验组受试者将通过服用 PCSK9 抑制剂，令 LDL-D 降至平均 30 mg/dl（约 0.78 mmol/L），而安慰剂组的 LDL-D 水平约为 90 mg/dl（约 2.33 mmol/L）；两组受试者同时服用他汀类药物以进行药效对比。结果表明，尽管 PCSK9 抑制剂比他汀类药物更能有效降低 LDL-D 水平，但这对心脏病预防没有显著影响。在治疗组中，死于心血管疾病（心脏病或卒中），或经历过非致命性心脏病或卒中的受试者比率为 5.9%，对照组为 7.4%。就全因死亡率而言，两组几乎等同：在历时 2.2 年的评估周期中，治疗组的死亡率为 3.2%，对照组为 3.1%。

一些证据显示，对科研报告政策[③]的改革可令研究人员为有悖

---

① 依从性：指患者对治疗方案的接受程度，或对医嘱的遵循程度。——译者注

② PCSK9 抑制剂：PCSK9 指"前蛋白转化酶枯草溶菌素 /Kexin 9 型"，其本质是蛋白酶，可与 LDL-C 受体结合，降低肝脏从血液中清除 LDL-C 的能力，从而导致心血管疾病。PCSK9 抑制剂，指可抑制 PCSK9 表达活性的一类药物，它通过阻碍 PCSK9 与 LDL-C 受体的结合，使 LDL-C 受体能够正常结合 LDL-C，从而降低血液中 LDL-C 的含量，预防动脉粥样硬化。——译者注

③ 科研报告政策：指将通讯作者作为查询已发表论文的联系人，通讯作者有责任将发生的问题通知所有共同作者，并确保问题得到及时处理。——译者注

于患者利益的结果（如升高的全因死亡率）承担相应的责任。2015年，我和维罗妮卡·欧文（Veronica Irvin）发表了一份调查报告，该报告考察了美国国家心肺血液研究所（National Heart, Lung, and Blood Institute）在过去50年里资助的所有大型随机临床试验，我们主要关注这些试验是否将反映健康状况得到改善的指标作为首要的参变量[22]。正是通过参变量（试验所要考察的结果），科研人员才得以证明其研究的合理性。能被我们纳入报告综述的研究都对关键的参变量（诸如心脏病发病率、卒中发生率、全因死亡率）做出了考察与说明。我们发现，在2000年以前发表的研究中，试验结果的成功概率约为57%（30例中占17例）；2000年后，该数字下降至8%（25例中占2例）。2000年以前，将"全因死亡率"作为关键参变量的试验共有24个，其中报告全因死亡率发生显著下降的试验有5个，报告该参数无变化的试验有18个，报告该参数显著增高的试验有1个；而2000年以后，却再未见到任何报告"全因死亡率下降"的试验结果。似乎顷刻间，科研人员不再热衷于对此类结果作出郑重声明，为何会出现这种情况？

原因尚难确定，不过，在排除其他可能性解释后，我们推测这一转变可能与FDA在1997年出台的授权法案相关。该法案要求研究人员在收集数据前，报备试验方法并说明试验所要考察的关键参变量。在2000年之前，该法案还未得到全面推行，研究人员可以不受限制地测量众多参变量，并只报告具有显著统计意义且能体现疗效的参变量结果。但随着"对研究中主要参变量做出前瞻性声明"的法规要求逐步得到落实，研究人员就难以选择性地报告部分结果而排除其他。所以，很可能是全新的科研报告政策导致了研究人员不再以"全因死亡率"作为试验考察的主要参变量。

临床试验有时在"以患者利益为本"方面矫枉过正。美国国家心肺血液研究所近期开展了一项"收缩压干预试验"（Systolic Blood

Pressure Intervention Trial），发现对高收缩压进行强化针对性治疗的做法，不仅可以显著减少致命性与非致命性心血管事件，还可以降低全因死亡率[23]。这是 20 多年该机构在对大型预防性试验的资助中发现的首个可降低全因死亡率的方案。"收缩压干预试验"对医疗政策产生了重大影响，2017 年，美国心脏协会修改了高血压的定义和治疗指南[24]。就在几年前，某专家小组曾建议将"60 岁以上人群的收缩压达到 150 mmHg"视为正常情况[25]。而基于"收缩压干预试验"制订的新指南改变了高血压的诊治标准，要求医生对收缩压超过 130 mmHg 且在未来 10 年内心脏病发作或卒中的风险超过 10% 的个体进行降压治疗；如果遵照这一标准，几乎所有 60 岁以上的个体都将被纳入治疗范畴，即便是血压在 120 ～ 130 mmHg 的个体，按照新的标准，也是"血压偏高"患者，只有收缩压低于 120 mmHg 才被认为正常。

十多年前，米歇尔·翁（Michael Ong）和我利用健康与营养调查（Health and Nutrition Examination Survey）的数据，分析了诊治标准的变化对民众经济状况与健康状况的影响[26]。我们发现，对疾病定义的修改会令"治疗对象"的数量急剧增长，仅有 2% 的成人处于"患病状态"或"亚健康状态"的范畴外。2017 年修订的高血压诊断标准立即让美国成年高血压患者的数量从 7410 万增至 1.053 亿，一夜之间 3120 万人成为患者；同时，被建议服用降压药的人数也增加了 1100 万[27]。

降压治疗对于血压较高的患者确实有重大意义。年龄 80 ～ 89 岁的女性，如果舒张压可从 110 mmHg 降至 79 mmHg（正常水平），那么她的卒中发生风险将降低约 88%（从 0.0696 降至 0.0081）。但是，初始血压数值接近正常水准的个体从降压治疗中获益不多。一位年龄 80 ～ 89 岁的女性，若舒张压从 85 mmHg 降至 79 mmHg，她的卒中发生风险仅从 0.0091 降至 0.0081。在收缩压干预试验开展 4

年后的随访中，强化治疗组出现心脏病发作或卒中症状的人数占比为6%，对照组为8%，即两组中未出现心脏病发作或卒中的受试者比例为94%与92%。尽管两组的全因死亡率差异具备显著的统计学意义，在研究结束时，强化治疗组受试者的存活人数比例为96.7%，对照组为95.6%。存活率的绝对差值为1.1%；但是，强化血压治疗并非没有风险，在收缩压干预试验中，强化治疗组受试者的低血压症状发生率增加了1.4%，出现眩晕的概率增加了1.1%，肾脏受损的概率增加了1.8%[28]。高血压治疗确实能救治生命，不过，患者获得的并非仅是先前所承诺的各种裨益。

乳腺癌筛查

女性是否应该定期接受乳腺 X 线检查？答案似乎显而易见。众所周知，筛查有助于早期干预，而早期干预可及时保全生命。但事实上，已有充分证据表明，乳腺癌筛查对预期寿命或生活质量并无实质性改善作用。

1990 年，我开始得到美国国家癌症研究所的资助，通过评估"鼓励低收入西班牙裔女性接受乳腺 X 线检查"的做法，来研究乳腺癌筛查的效用。当时，这种筛查的必要性几乎不受质疑，观点普遍认为，低收入女性癌症筛查率低是导致该群体健康状况相对较差的原因之一[29]。由于医学专家对乳腺 X 线检查的实用性高度肯定，美国癌症协会过去长期宣传筛查的必要性。而宣传画中的女性个个神情凝重，匹配的醒目标语同样令人忐忑："现在少的仅仅是检查乳腺，届时多的不只是乳腺检查①"。

---

① 此句意指：尽管原位乳腺癌并不致命，但乳腺癌细胞可在肺、肝、骨、脑等器官发生转移；如果没能及时通过乳腺癌筛查发现已经存在的癌细胞，就有可能造成后续其他器官出现肿瘤，届时就需要做全方位的检查。——译者注

在对 1990 年以前发表的所有大型随机临床试验进行系统性回顾后，我发现 50 ～ 64 岁女性在检查中受益甚微。仅有一项研究显示，检查有益于未满 50 岁的女性，但此研究在方法上存在重大缺陷[30]。在过去 20 年里，其他研究团队同样对这些文献进行了回顾，得出的结论也与我的发现相吻合[31]。

随着质疑的声音逐步得到关注，开展乳腺癌筛查（尤其是针对低龄和高龄女性）的必要性日渐具有争议。如今，医疗机构内部也存在意见分歧，支持者竭力主张，反对者则明确抗议。表 3.1 总结了 2015—2018 年发表的一些倡议。

表 3.1　近年乳腺 X 线筛查建议总结

团体	年份	建议
美国预防服务工作组	2016	50 ～ 70 岁，隔年开展一次乳腺 X 线筛查
美国癌症协会	2015	从 45 岁起，每年度开展乳腺 X 线筛查；55 岁后，隔年开展；无年龄上限
美国妇产科医师协会	2017	从 40 岁起，每年度开展乳腺 X 线筛查；75 岁后，通过医患共同决策，对个别患者进行定期筛查
美国放射学会	2018	30 岁前，全体进行乳腺癌风险评估。高遗传风险女性从 30 岁起每年度开展筛查；无症状、有中度风险女性，从 40 岁起每年度开展筛查；无年龄上限

俄勒冈健康与科学大学附属太平洋西北部循证医学中心、科克兰协作组、美国国家癌症研究所、美国预防服务工作组所发布的多数研究认为，如果女性接受过乳腺 X 线筛查，其死于乳腺癌的风险会降低 14% ～ 20%[32]。然而，若从全因死亡率的视角来分析，结果全然不同。迄今，尚未有研究显示乳腺 X 线筛查与全因死亡率的降低之间存在统计学上的显著关联（若不考虑年龄差异）。在全部相关研究中，仅有一项给出了关于全因死亡率的有效统计，然而统计结果不尽如人意。这项操作规范的大型研究由一个加拿大团队开展，所得结论

为：接受乳腺癌筛查的女性群体反而出现更高的死亡率[33]。

另一篇详实的文献综述也通过数据观察，说明了乳腺 X 线筛检并无益处[34]。一些研究通过分析美国各地的乳腺癌死亡率，比较了不同地区的筛查率差异（筛查率最高为 89.7%，最低为 72.1%）。这些研究的最初预期是，在乳腺 X 线筛查率较高的地区，乳腺癌死亡率下降较快。但实际数据显示，不同地区乳腺癌死亡率的下降程度相似。

2016 年的一项研究同样证实，乳腺 X 线筛查无法显著降低死亡率[35]。该研究追踪了 15 种癌症在 1969—2011 年的致死率变化趋势。通过比较已接受和未接受常规癌症筛查的群体在死亡率上的差异，研究人员发现，尽管自 1990 年以来，各种癌症的致死率均呈下降趋势，但往往是那些无法由常规筛查所发现的癌症种类会出现程度更为明显的致死率下降。

瑞士医学委员会（Swiss Medical Board）也对乳腺 X 线筛查和全因死亡率的关系进行了研究论证。该委员会由科研人员和医生组成，且以"观点中立"著称。在 2014 年，委员会发表了一篇对乳腺癌筛查研究的全面文献综述[36]。根据既往研究数据，每千名接受乳腺 X 线筛查的女性在 10 年后的存活人数预计为 951 ～ 952，而每千名未接受此检查的女性的对应数字为 951；每千名接受筛查的女性中，有 4 人死于乳腺癌，而没有接受筛查的女性的对应人数为 5；两组人群在未来 10 年内，预计每千人中有 44 人死于乳腺癌以外的原因。唯一合理的结论是，尽管乳腺 X 线检查可能对预防乳腺癌略有益处，但它对延长预期寿命的贡献几乎为零。基于以上分析，瑞士政府将乳腺癌检测从常规筛查项目中剔除。几年后，法国卫生部长也向所在政府提出了类似的建议[37]。

乳腺癌筛查非但对全因死亡率鲜有益处，且还可能招致风险。在 2014 年的一项研究中，吉尔伯特·韦尔奇（Gilbert Welch）团队估计，在每年接受筛查的 50 岁女性群体中，有三分之二会遇到至少一次的误诊。即使是一通告知"存在乳腺非正常 X 线显影"的电话，也会令女性倍感沉重[38]。

更重要的是，假阳性结果将导致不必要的治疗。美国癌症协会组织医师和科学家群体在对 7 篇文献综述、10 项随机临床试验、72 项观察性研究和 1 项应用统计建模分析开展评估后发现，没有明确证据表明乳腺 X 线检查有益于预期寿命的延长，但由检测结果造成的非必要活体组织检查①比例在增高。在 40 岁起每年进行乳腺癌筛查的女性群体中，约有 7% 在 10 年内接受过非必要的活体组织检查；若改为隔年筛查，就能将不必要的活体组织检查比例降低至 4.8%[39]。

最令人担忧的问题在于，冗余的治疗可能诱发疾病，甚至造成死亡。源于假阳性检查结果的错误诊断可能导致女性接受有害的放射治疗或者化学药物治疗。已有系列研究记录了化学药物治疗对认知功能（包括记忆力和问题解决能力）造成的消极影响[40]。同样有充分证据显示，放射治疗会增加心脏问题的风险。在接触放射治疗辐射后的几年内，危害就会显现，并将持续 20 年之久[41]。

在对乳腺癌筛查的利弊进行理性权衡后，我们有必要重新审慎地思考女性接受乳腺 X 线筛查的合理频次。可能多数女性一时难以接受这一提议。但事实始终表明，美国女性每年整体接受的 4000 多万次乳腺 X 线检查，并未带来任何寿命增长方面的效益，所以该项检查的健康效用理应受到高度质疑。

治疗对象

2004 年的一项全国性调查显示，87% 的美国成人认为癌症筛查

---

① 活体组织检查：简称"活检"，指因诊断需要，从患者体内取出病变组织以进行病理学检查的技术。——译者注

正当、合理，几乎同等数量的民众（74%）认为早期癌症筛查可以救治生命。近70%的受访者援引了美国癌症协会曾经的宣传语，向调查人员表示：女性如果在55岁后未曾接受过乳腺X线检查，就是对自身的健康不负责任[42]。

持续了一个世纪的"公共卫生运动"似乎对早期筛查发挥了推动性作用[43]。然而，表明"早期筛查有利健康"的证据实际上相当有限[44]。有些疾病在前期未能通过诊断得以发现，但最终并未对人体造成任何消极影响；相较而言，高敏感度检测所得出的致病风险信息，往往令患者惶恐地选择接受过多的非必要治疗。所以问题往往在于，对于存在于人体但并未对健康产生可见影响的疾病，是否治疗的负面作用将远大于疾病本身所引发的危害。

让我们分析一下，在确诊乳腺癌的老年女性群体中，真正死于该病的人数占比仅为3%左右，而死于其他疾病的人数占比则高达30%。同样地，在被诊断为前列腺癌的老年男性群体中，真正死于该病的人数也仅占约3%，而死于其他疾病的人数占比更高达40%[45]。另一项研究也反映了类似的过度诊断问题，该研究通过先进的磁共振成像技术对3502名65岁以上的男性/女性受试者进行检测，发现29%的受试者存在轻度中风症状，而此症状在常规检测中无法被发现，诊断结果令该疾病的治疗必要性被放大[46]。此外，一些临床试验表明，肺癌筛查会造成更多的病例被确诊，更多的治疗被开展，但即使患者在确诊后接受相关治疗，其病程也很少出现显著改善[47]。

如果筛查无法改善健康状况，且未经确诊的疾病并不影响个体的存活质量，而过度诊疗并不能提升存活质量或延续寿命，那么"早期筛查能带来裨益"的说法就该受到质疑，且其潜在的危害就更应得到正视。实际上，观察越细致，就越可能找出一些"看似不正常"的情况。对此，威廉·C.布莱克（William C.Black）和H.G.韦尔奇（H.G.Welch）对疾病与假性疾病（pseudodisease）进行了必要的区分[48]：假性疾病是一种不会影响寿命或存活质量的外显症状，假性疾病患者如果接受治疗，可能会发生新疾病或加重原有症状。布莱克和韦尔奇的认知与众多业外人士（甚至部分业内人士）所持有的健康观念大相径庭，二人认为"患病"与"健康"不是非此即彼的二元对立概念，是否开展治疗也不应仅取决于个体患病与否。事实上，疾病的发展可被看作是一种动态进程。特别是就慢性病而言，应在不同阶段根据疾病对生活质量的具体影响程度来采取不同的应对措施。

我们应当依据患者所提供的信息，对受某种疾病影响的群体的"存活质量换算寿命"进行较为确切地估算，从而判定筛查和治疗是否将更有益于该群体的健康[49]。民众可能一时难以理解这种方法。因此，医生和科研工作者的任务是逐步扭转民众原有的"非此即彼型"认知模式，帮助患者理解"治疗的对象是体征呈现动态变化的有机生命，而非由几项数据所表征的诊断结果"。

小结

如今，美国在衡量健康产出方面已步入歧途。为保障药物尽快通过审批，《21世纪治疗法案》（*21st Century Cures Act*）已允许制药公司以替代性指标（而非死亡率和存活质量）作为评估药物疗效的标准。由此造成的可能结果是药物上市的进程逐步加快，增进健康的效用却日渐式微。

因此，问题的关键在于如何让医疗实践的重心回归到患者本身。医生和科研人员应关注治疗能否切实提升生活质量、延长预期寿命，而不是将关注领域局限于病理数据指标。如今，医务人员和医疗机构正朝着这一方向迈进，如2010年"患者中心数据研究所"（Patient-Centered Outcomes Research Institute）的设立。

这家政商合资的非营利机构主要资助"医疗决策制定"领域的研究[50]，该机构的目标之一是深入了解能够产生实际效益而非仅改善替代性指标的临床治疗方案。美国内科医师学院、美国儿科学会等其他组织，也正在重新定位自身的目标，通过提升实际疗效来为患者及其家属做出更具实际意义的贡献[51]。

4

医疗保健的安全性和有效性

美国前总统富兰克林·德拉诺·罗斯福（Franklin Delano Roosevelt）在中风身亡前的一年内，曾接受过多次血压检测[1]。1944年3月27日，血压数值为186/108 mmHg；4月1日，为200/108 mmHg；11月18日，为210/112 mmHg；1945年2月，为260/150 mmHg；4月12日，即中风当天，罗斯福总统的血压为300/190 mmHg[2]。

造成罗斯福总统死亡的风险因素在今天可能已得到有效地规避。在他意外离世后的数十年间，我们深入研究了中风的发生机制，并由此制订了预防中风的有效措施（如服用降压药物、调整生活方式、监测日常血压）。我们规避中风风险和处理中风症状的能力在日渐强大，证明了医疗综合实力的提升。其中，基础科学与临床干预领域的长足进步极为关键，但患者行为的改善与医疗保健服务体系应急能力的显著提升也同等重要。

然而，正如前面章节所述，美国全民在健康提升的方法认知上存在局限。更多时候，我们所表现出的认识是"技术创新和科学进步可以实现人类的一切构想"。不过，大多数人并不是反对通过更均衡合理的方法（如改善个人行为、社会环境、科研和医疗服务环节）来提升自身的健康水平，只是没有意识到还有其他方法值得一试。他们深信身体是一台机器，吱吱作响的"齿轮"只能通过先进的科学理论和医疗技术来加以修缮。也正是这种正统的"机械观"，引导美国陷入了"医疗支出失控"和"保健成效不佳"的双重困境。

　　本章将说明假如大众能够摆脱机械观的束缚，转而关注人为因素，将会带来怎样的裨益。我将从医疗保健体系中可被修正的问题谈起。这些弊端的累积是由于先前的行为方式从未经过系统的反思。纠正的方法也无须涉及前沿医学知识或最新干预方案。一些措施（诸如改进检查清单或效度量表等实用工具）所需的费用仅占医疗研发成本的微小比重，却能取得显著成效，只是目前鲜有经费用以资助"改进医疗质量"方面的研究。仅有一个联邦级机构——卫生研究与卫生质量勘察局（Agency for Healthcare Research and Quality），投入了4400万美元作为此方面调查研究的起步经费。尽管资金不及 NIH 用于生物医学研究预算的 1%，但此项工作为某些医疗服务在安全性、效率和效力方面的改进做出了重大贡献。当前的成效已给予了我们部分信心，同时也在表明，只要切实、合理地利用既有资源，无需开展任何声势浩大的项目工程，我们就能实现医疗质量的稳步提升。

医疗可畏

　　过去几十年里的众多证据表明，医学诊疗可能对患者造成程度相当严重的伤害。1991 年发表的文章《哈佛大学对医疗实践的研究》（*Harvard Medical Practice Study*）是在此方面较具影响力的学术文献，且文中的结论在后期得到广泛印证[3]。哈佛大学的研究人员随机抽取了纽约 30,195 份患者住院病历，发现其因不当的诊治（如误诊、手术失败、处方有误，以及护理人员失职）而造成伤残的患者数量高达 1133 人（3.7%）[4]。

　　美国国家科学院下属的医学研究所（Institute of Medicine）在上述研究的基础上，开展了更为详实的调查[5]。该研究所发表于

2000 年的文章《过皆在人：建构更具安全性的医疗体系》(*To Err Is Human: Building a Safer Health System*) 将每年 4.4 万～ 9.8 万例发生于医院内的死亡归咎于医疗过失，并估计此类事故每年造成的整体损失接近 760 亿美元。文章将医疗过失列为美国第三大死因，并列举了导致早亡的多项医源性疾病，其中包括由药物引发的副作用、由引流导管植入造成的尿路感染、由动脉导管植入导致的血液感染、手术切口造成的感染及压疮，此类种种，令人胆寒。

批评人士认为上述报告是在夸大事实，但后续的研究表明，该报告实质上低估了由医疗过失造成的恶性后果[6]。近期一项研究在分析了 2008—2011 年发表的学术文献后发现，全美国每年有 21 万～ 40 万患者死于本可避免的医疗事故[7]。如今，得益于数据收集与信息存储技术的显著进步，相关医疗记录得到公开。这让研究人员能够通过分析，找出"指示患者停止必要性治疗"的不合理医嘱，以及反映患者出现治疗副作用的实验结果。医疗过失所造成的死亡人数即便按照最低估算值（每年 21 万），也已成为美国第三大死因（仅次于心脏病和癌症）。如果真实的死亡人数更接近最高估值（每年 40 万），意味着每有 1 人死于糖尿病或阿尔茨海默病，就有 5 人死于由医疗照护引起的并发症。

2015 年，该研究所又发表了一份题为《提高医疗诊断水准》(*Improving Diagnosis in Healthcare*) 的报告[8]，对导致这种可避免性事故最终发生的原因之一——误诊，进行了考察。报告将"误诊"的定义为"医生未能对患者的健康问题进行准确而及时的解释说明，或未能将其解释信息有效地传达给患者"。该报告保守估计，每年约有 5% 的患者在门诊就医过程中被误诊。另一项以"医院历年档案记录"为分析对象的研究表明，因误诊而死亡的患者人数占比约为 10%，相较于因其他医疗过失行为而死亡的人数占比，前者约是后者的两倍。整体而言，6%～17% 的医疗事故可归咎于误诊。尽管误诊相对并不普遍发生，但就医者一生中接受的诊断不计其数，照此计算，多数就医者一生会遭遇至少一次误诊。

报告还制订了几项提高诊断准确性的策略，包括采用大数据方法——通过信息技术从海量的临床信息中分析、识别疾病类型。大数据分析很具吸引力，但正如第 2 章所述，它也可能具有误导性。因为众多由数据分析所呈现的关联，实际可能仅由偶然因素所致。该报告更强调人为而非技术因素的影响：损害健康的主要因素，是各方的行为表现和利益关切；最根本的解决途径是增进医师、患者和家属之间的合作与沟通[9]。该报告认为：临床医师几乎无法得到有关诊断灵敏度和准确性的反馈，且少有研究提出通过改善诊断环节，来确保医师给出的诊断不影响患者的安危[10]。医师不仅频频误诊，且时常擅自选择诊断方式，且这种行为并非出于对患者权益最大化的考虑。例如，一些诊断模式可能深受医师青睐，因为它们涉及的检测会给医师带来更为丰厚的利润回馈，而诊断模式的选择对医疗成本和患者后期的状况均有深远影响。

在多重因素的作用下，医疗保健系统的弊端日渐滋生。一方面，"按服务收费"模式促使医疗机构提供过度的医疗保健服务，不甚必要乃至存在风险的治疗随处可见。另一方面，基础生物医学研究和临床实践之间严重缺乏沟通。临床实践者往往依据早期临床试验或应用"动物模型"的基础研究所取得的发现，来开展临床治疗，却不曾关注更大规模的人体试验实际上已推翻了早期研究的结论。最新的基础研究成果通常无法被医疗实践领域吸收、应用[11]。例如，质疑前列腺癌和乳腺癌筛查效用的基础研究，尽管有重大指导意义，但临床领域却不予重视[12]。而且我们已看到，临床过分重视替代性指标和专科疾病，致使无益于健康的治疗方案充斥医疗保健体系。

弊端丛生的根源，在于医学未能摒弃诸多缺乏应用价值的医疗方案。理论研究者和临床医师均采用管理学中的术语"阻革"

（exnovation）来描述这一问题。与革新（innovation）的概念相对，阻革指：阻止对现有水准（认为是最佳程度）加以改进、提升的行为效应。根治性乳房切除术就是有效说明阻革效应的医学案例，特蕾莎·蒙提尼（Theresa Montini）和伊恩·格雷厄姆（Ian Graham）的研究记录表明：根治性乳房切除术在被证实无效后，仍在各方力量（经济、医疗与社会等）的保障下得以长期开展[13]。根治性乳房切除术肇始于 19 世纪，当时，外科医师威廉·霍尔斯特德（William Halstead）提出了"肿瘤生物学"观点，认为所有的肿瘤终会发生转移，拯救癌症患者的唯一方法就是切除肿瘤及其周围组织。由此，他于 1882 年引入根治性乳房切除术，该术式成为之后一个世纪里乳腺癌治疗的主导方案[14]。

然而，系列事实却与霍尔斯特德医生的理论相悖：他认为乳房切除术可以根治癌症，但许多女性在术后肿瘤复发。与此同时，部分研究表明，一些未经治疗的肿瘤不仅没有对人体产生致命影响，甚至还出现了自我消亡现象[15]。如果肿瘤转移不可避免，且根治性乳房切除术遏制了转移进程，那么广泛开展此类手术的结果，理应是乳腺癌死亡率的下降。然而，肿瘤登记资料表明，转移性肿瘤自首次发现以来的几十年里，发病率一直稳定在 18% 左右[16]。

在科学家证明更简单、损伤更小的术式同样有效后，根治性乳房切除术仍在开展。直至 1985 年，伯纳德·费舍尔（Bernard Fisher）对早期外科的激进疗法提出了论据充分的质疑。费舍尔和同事随机挑选了 1843 名出现 4 cm 以下乳腺肿瘤的女性，让其选择切除整个乳房或者仅切除肿块而保留其余组织（同时接受放射治疗）。5 年后，接受肿块切除的女性中，存活人数比例为 85%，而在接受整体乳房切除的女性中，这一数字为 76%[17]。20 年后，两组女性的存活人数比例相当[18]。费舍尔的发现使得更简单、损伤性更小的乳腺肿块切除术成为乳腺癌治疗的常规选择，但几乎用了一个多世纪，该术式才突破霍尔斯特德在想法和实践上的"阻革"作用。

难以遏止的无效疗法皆荼毒不浅，作用不明的癌症筛查却深入人心。而由此耗费的资金和时间，本可用于更有价值的事宜。若患者接受的治疗不甚合理甚至存在隐患，健康状况诚难得以保障。就乳腺癌治疗而言，可能有上万女性接受了痛苦且有损形体的非必要手术。尽管医疗过失和行为守旧造成了严重后果，但相关措施也在着力开展，局面的改善指日可待。

今是昨非

2010 年，美国卫生与公众服务部（US Department of Health and Human Services，HHS）根据《平价医疗法案》（*Affordable Care Act*）中的相关条例，出台了"美国国家医疗品质保障方针"（National Quality Strategy），旨在使医疗保健体系更为安全可信、患者为本、协调有序、循证合理、平价惠民，进而令医疗质量得到切实地提升。为评估以上目标的实现程度，该服务部制订了 168 项指标。以心脏病风险的评估指标（如高血压、抑郁、吸烟）为例，研究人员需记录确诊高血压患者的血压值、吸烟频次（如果患者年龄在 13 岁以上），并通过量表等工具对患者的心理状态进行评估。在 2010—2012 年，168 项指标中的 102 项达到要求。最明显的进步体现在"患者为本"的各项指标上（如患者自评的健康程度和护理满意程度），85% 的指标均有积极变化；在"患者安全"方面，45% 的指标获得进步；在"有效治疗"方面，46 项指标中的 24 项实现提升；在"生活方式"方面，38 项指标中的 18 项也有所改善。

这番业绩的实现，很大程度上得益于医务人员自身行为的改善，而非诊疗设施或技术的提升。在早期阶段，美国卫生与公众服务部和各医院人员通过共同创建逻辑计算模型来确定提升医疗安全性所需的具体执行步骤，并由此创建了系列项目，如个体全方位安全保障项目（comprehensive unit-based safety program）、"提高绩效和患者安全的团队策略及工具"项目（Team Strategies and Tools to Enhance Performance and Patient Safety）。前者旨在减少由导管植入造成的血液感染病例数，以及预防患者出现静脉血栓的症状；后者的目标是提升医务人员之间的沟通合作能力。此外，各医疗机构还协作开展了患者安危意识调查，并相互学习应对危急患者时所采取的合理措施。

美国卫生与公众服务部在 2016 年 12 月发表了一项估算报告，认为在 2010—2014 年上述措施显著提升了医疗服务的安全有效性，令医疗性死亡病例减少了 12.5 万例，更令 210 万（17%）患者免于罹患医源性疾病，由此而节省的资金高达 280 亿美元。对此，美国医院协会（American Hospital Association）主席里克·波洛克（Rick Pollock）总结道："尽管在保障患者生命安全方面仍存在众多有待改进之处，不过，'卫生与公众服务部'与各医院合作的硕果已经全面显现。"[19]

上述机构发起"医院质量改进项目"的灵感，实际上来自彼得·普罗诺沃斯特（Peter Pronovost）的相关工作。普罗诺沃斯特是患者安危与医疗质量研究领域的权威学者，曾参与"系统性医院检查清单"（systematic hospital checklist）的创建[20]。这种无需高端技术且以患者为中心的质量改进方法，在近年来引发了广泛关注，且深得媒体好评［如医师兼专栏作家阿图尔·加万德（Atul Gawande）在其多篇撰文中高度肯定了这种方法的临床价值］[21]。普罗诺沃斯特所发展的检查清单及其他用于质量提升的方法，旨在降低由导管植入所引发的血液感染比例。在这类方法得到应用的 3 个月间，医院内严重感染的病例大幅减少（感染比例从 0.72% 下降至 0），之后连续18 个月内未见患者出现感染[22]。随着美国医院协会对这类方法的持续宣传与全面推广，医源性感染率进一步下降[23]。

在预防高危性心脏病引发的死亡方面，医疗质量的改进具有极其关键的意义。如在对 ST 段抬高性心肌梗死患者的救治方面，最具效力的改进措施就是严格控制一项指标——"急诊室至首次球囊扩张"用时（door-to-balloon time）的合理范围。该指标表示从"心脏病患者被送达急诊室门口"到"医用球囊在患者冠状动脉栓塞处膨胀"所经历的时间。急诊抢救心脏病患者的方法，通常是从其腹股沟处插入导管，在导管到达冠状动脉栓塞处后，让导管上的球囊发生膨胀从而令动脉扩张，血液由此得以通过栓塞处并流向心肌，进而为心脏提供必要的氧气。2000 年发表的一项高影响因子研究表明，若抢救某患者时的"急诊室至首次球囊扩张"用时超过两小时，该患者在医院死亡的可能性会比接受及时抢救的情况高出 50% 以上[24]。自 2001 年起，官方医疗指南明确建议"急诊室至首次球囊扩张"用时不宜超过 90 分钟，日间该过程用时成为衡量医院救治水准的关键指标，并被医疗机构联合委员会（Commission on Accreditation of Healthcare Organizations）作为医疗质量的核心评价指标。就全球情况而言，尽管"急诊室至首次球囊扩张"时间普遍在缩短，然而，多数国家仍未达到标准[25]。

再以卒中管控为例，这同样需要及时作出反应。特别是当发生"血栓性卒中"（即缺血性卒中）时，患者每分钟将损失 200 多万脑细胞，如果能立即为之注射"转纤溶酶原激活剂"（transplasminogen activator, tPA），该患者的卒中症状将得到显著缓解，死亡及瘫痪的风险会显著降低。

然而，tPA 并非适合所有卒中患者。约有 15% 的卒中症状是由大脑内部出血而造成的，出血性卒中患者若注射 tPA，则相当于抱薪救火，严重时将危及生命。因此，医生在使用 tPA 之前，必须用一定时间来确诊患者的卒中类型，另一方面，多流逝一分钟就意味着患者多损失上百万的脑细胞。所以，有必要通过质量改进来保障诊断的准确性与治疗的及时性。

总部位于美国加利福尼亚州的大型医疗照护机构——凯泽医疗[①]，是卒中救治方面的先锋团队。该机构的科研人员在研究了多数医院对卒中患者的救治措施后，认为这些环节浪费了大量的时间与人力。通常情况下，疑似卒中患者在到达医院后，首先要被送到检查室等待护士的初步诊断，再由护士联系内科医师，并可能再由内科转至神经科，这些还仅是卒中症状得到确认前的步骤。如果确诊中风，患者将被送往放射科接受 CAT 扫描[②]，以明确卒中类型是"血栓性"还是"出血性"；若是前者，将通过患者体重来确定适宜的 tPA 剂量。最后，患者才能被送往 tPA 注射室接受救治。

凯泽医疗的团队意识到，实际上可以通过简化步骤来提升抢救的时效性，并由此重新规划了救治方案：当救护车到达医院时，疑似卒中患者不必被转入检查室，而是在急诊室接受医务团队围绕其所开展的各项工作；患者还躺在病床上时，身下放置的体重秤就已得到了体重数据；一旦后期扫描结果显示为血栓性卒中，患者就已具备了接受 tPA 治疗的一切前期要求，医生可立即为躺在扫描仪中的患者注射 tPA。整体而言，此方案节省的时间长达 30 分钟。这意味着，新方案可令卒中患者的 6000 万脑细胞免受损伤，从而保障了卒中患者的大脑在日后能够维持正常运作[26]。

对于慢性疾病，医疗质量的改进同样会带来重大裨益。以辛辛那提儿童医院牵头开展的工作为例，该医院的研究人员组建了一张全国性医疗服务网络，旨在为罹患克罗恩病（Crohn's disease）或溃疡性结肠炎的青少年制订最佳治疗方案；相应开展的"即时提升疗效"

---

① 凯泽医疗：全称为"凯泽永久医疗集团"（Kaiser Permanente），是由美国实业家亨利·凯泽于 1945 年创建的综合型医疗连锁企业。——译者注

② CAT 扫描：指计算机断层扫描血管造影（computed tomography angiography）。——译者注

（ImproveCareNow）项目，通过汇集、分析所有相关患者健康状况的电子文档，为诊断方案的制订提供了关键的信息支持[27]。

要治疗上述两种机制复杂的疾病，既需要医生具备高度专业的理论与实践经验，也需要患者家属配合医生的指导开展协助，所以，在研究人员、医生、患者及家属之间的经验信息交流至关重要；而在偏远的村镇地区，患者除了将生命托付给治疗经验尚浅的医生外，别无他法。"即时提升疗效"项目一方面让参与的患者与医生能够实现远程信息共享与反馈互动，另一方面让医务工作者获得优质的诊疗实践培训，现已有 17 家专业儿科胃肠中心、575 名医生和 19,500 名患者参与到该项目中。尽管在 2007 年 4 月项目启动初期，仅有半数患者的病情得到缓解，但随着"交流互通、信息共享"模式的持续开展，诊疗技术的不断改进，到 2014 年 7 月，该项目成效斐然，患者病情缓解率已达 80%。

医疗质量的改进也令慢性心血管疾病患者的健康状况有所好转，对血压的合理调控显著降低了患者的早亡风险。与多数无关健康状况的替代性指标不同，血压始终与健康紧密相关[28]。群体性研究表明，血压每降低 13%，卒中死亡率就相应降低 21%[29]。存在高胆固醇、糖尿病等心血管病罹患风险的个体，若能服用四种常见降压药物中的一种，并成功戒烟，其突发心血管疾病的概率将降低 50%，早亡概率也会随之降低[30]。值得庆幸的是，多数证据表明，几乎所有个体（不论高血压程度如何）均能有效调控自身血压。

目前的问题在于，医务人员能否全面筛查出高血压患者并对之开展充分治疗，以及患者能否遵照医嘱服用降压药物。具体来说，心血管疾病的治疗瓶颈并不在于医学理论知识的缺乏；早在半个多世纪前，弗雷明汉心脏研究就已确定了与心脏病发作相关的各项风险因素[31]。然而，我们没能理解并利用既有信息，主要原因在于高血压患者缺乏对自身血压状况的认知。全美健康和营养检测调查的数据显示，约有 25% 的高血压患者并不知晓自己的病情[32]，而在意识到自身罹患高血压的群体中，仅有约 60% 的患者得到有效治疗；不同族群对高血压的认知状况也存在差异，在接受调查的拉美裔高血压群体中，仅约有 60% 的患者知晓自身的血压问题，而其中接受有效治疗的患者尚不足半数[33]。

尽管医学知识与治疗方法均齐备，问题却仍然存在，对于这种情况，我们应当做些什么？事实上，我们无需更先进的研究理论或治疗手段，只需确保既有技术能够得到充分应用，高血压就能得到合理控制。过去 10 年间，我曾参与组织"加利福尼亚州优化治疗项目"（California Right Care Initiative），具体的工作是将能够有效管控心血管风险的治疗方案加以推广。项目组织者首先筛选出诊疗照护水平较高的医务人员，然后分析这类人员能力出众的具体原因，并将由此总结出的实践经验分享给更多的医务工作者。

每年，美国全国的医疗机构均会向国家质量保障委员会（National Committee on Quality Assurance）报告各自在关键医疗指标上的业绩，其中一项指标就是"血压被管控在合理范围内的患者人数占比"。当我在 2007 年开始关注这类数据时，发现凯泽医疗是在该项指标上拔得头筹的机构，当时它已经令近 75% 的高血压患者恢复了正常血压水平。该机构具备良好的起步业绩，且在不断进步，2016 年已令 87% 的患者回归到合理的血压范围。

常规医疗模式下，患者需到门诊预约相关的医生，才能了解自身血压状况。凯泽医疗并未复制这种模式，而是采取积极主动的诊疗策略：医生每次接诊，均会对就诊患者的血压水平进行测量，凯泽专员会定期向确诊高血压的患者递送由执业护士（nurse practitioner）①或

---

① 执业护士：指有高级实践护理研究生学位的护士，具备解释诊断结果、制订治疗计划等从业资质。——译者注

药剂师给出的血压评估报告（这两类医务人员在血压调控方面具备专业技能，而其他医院并未意识到）；对于少数高血压成因复杂的患者，医院会将其转入内科，若有必要，还将转入肾病或心脏专科进行会诊。凯泽医疗将高血压患者纳入系统化的治疗方案中，对患者的血压状况进行长期监测，并反复评估以调整相应的治疗方案。尽管各医疗机构均以不同方式帮助患者管控血压，但凯泽医疗在此方面的业绩的确值得瞩目[34]。

不仅是高血压，凯泽医疗还强调对心血管风险因素的调控。不同于多数医疗团队，凯泽医疗将控烟作为初级保健工作的核心。据面向全美国开展的"医疗支出纵向调查"（Medical Expenditure Panel Survey）①所提供的数据，仅有半数吸烟者被医务人员建议戒烟，多数医生不会询问患者的吸烟史[35]。而在凯泽医疗，医生经常就吸烟问题向患者进行问询，并开展适度干预。尽管全美国吸烟率呈下降趋势，但在凯泽医疗，患者吸烟率的下降程度更为显著，从2002—2005年，全美国范围内的吸烟率下降10%，加利福尼亚州下降7.5%，凯泽医疗的患者吸烟率下降25%。尽管目前没能获取凯泽医疗在全因死亡率方面的数据，但就主要疾病而言，凯泽医疗的患者心脏病致死风险比其他医疗机构的平均水平仍低约30%。

所幸，凯泽等医疗机构所践行的医疗质量改进做法得到了进一步推广。加利福尼亚州的"合理照护倡议"（Right Care Initiative）项目同样有效促成了医疗质量的改进。该项目于2007年启动，重点监测加利福尼亚州各种医疗保健计划中血压控制方案的实施情况。在启动初期，监测数据显示，加利福尼亚州各地的高血压群体中，病情得到控制的患者比例仅占50%；而到2014年，这个数字已接近

---

① 医疗支出纵向调查：对美国家庭的医疗支出、使用情况、支付来源等方面开展的具有全美国代表性的系列数据调查项目，自1996年开展至今。——译者注

67%。该项目着重关注圣迭戈市（San Diego），该市的主要医疗团队均参与到居民的血压管控实践中。2014 年，圣迭戈市因心脏病发作住院的人数比例显著下降，降幅比加利福尼亚州各市的平均水平高出 16.5%。《美国管理式医疗照护杂志》（*American Journal of Managed Care*）近期刊发的一篇文章估算，圣迭戈市通过大幅提升医疗照护水准，令该市医疗保健成本降低了 6100 万美元[36]。

小结

　　医务人员如果能在工作中遵循循证原则，就更可能让患者的健康状况得到改善。然而，基础研究领域很少关注以"医疗质量提升"为主题的研究文献，也较少对提升医疗质量的方法开展系统性评估。尽管这方面的工作能够挽救不计其数的生命，但此类研究并不完全符合"生物医学范式"（这一现行范式主要强调基础科学的开展、新型药物的研发及医疗技术的突破），所以仍缺乏用于深入开展"医疗质量提升"主题研究的经费，且难以让相关的改进经验得到推广。希望上述工作的成果能够在更多层面引发关注，获得更为充足的经费来推进相关研究。

5

社会因素与健康

早在"细菌"概念出现前，人类就认识到了疾病的社会性。流行病的传播实质上发生在人际交往的过程中，在尚未明确何为"微生物"的情况下，人们已经发现流行病可被局限在一定的区域和群体内。因此，中世纪才会将麻风患者与水源隔离，"海港检疫制度"才会在黑死病（鼠疫）泛滥时期应运而生。也因此，上古时期才会出现主张"病源存在于周遭空气中"的"瘴气学说"（miasma theory）。

19 世纪中叶以前，人际接触和不洁环境造成的疾病传播是公众长期面临的难题，而微生物学革命的到来似乎令难题迎刃而解。1854 年，约翰·斯诺爵士（Sir John Snow）发现伦敦街区霍乱肆虐的根源在于水源不洁，此后的科学家在传染性病原体的分离与鉴定工作上取得了重大进步，并在此基础上成功消灭了民众生活环境中常见的传染源[1]。继而，细胞生物学有力推动了疫苗接种技术的发展，全民感染率随之大幅降低（1900 年，约 25% 的美国民众死于流感或肺结核，而到 2000 年，这一数字不到 4%）。如今，非传染性慢性疾病转而成为最具致命性的健康隐患（1900 年，心脏病占总死亡人数的 6.2%，到 2000 年，这一数字已增至 34% 以上）[2]。

然而，上述成果并不意味着社会因素已日渐无关乎健康。值得注意的是，健康状况仍然与区位因素密切相关，各地民众的平均预期寿命仍存在显著差异。因为地理位置体现该区域居民的经济与社会地位

（如收入、种族、教育情况、婚姻状况等），而居民的寿命同其自身所在的社会与经济环境密切关联。公共卫生事件，诸如密歇根州弗林特市（Flint）的水质危机，就以严酷的事实反映出民众的生活状况（通常涉及阶级和种族因素）对健康的影响。在多重因素的叠加作用下，洛杉矶亚裔女性的预期寿命平均为 89 岁，比弗林特市黑种人男性的平均寿命长 19 年[3]。

　　我将在后面以事实说明，社会因素才是导致健康问题的根源，如果要从根本上彻底解决健康问题，终归要从社会性层面着手。但如今，美国在社会服务投入方面裹足不前。伊丽莎白·布拉德利（Elizabeth Bradley）和劳伦·泰勒（Lauren Taylor）指出，美国在社会服务领域的支出占比不足 GDP 的 10%，而法国、瑞典、奥地利、瑞士、丹麦和意大利等国的对应投入比例约为 GDP 的 20%[4]。如前所述，在预期寿命方面，欧洲各国一直领先美国。对社会服务事业的投资建设本应是重中之重，对社会服务层面的支出有助于减少贫困人数、提升教育质量、削弱社会歧视；在上述事业取得成效的基础上，政府才可能有效地规劝民众通过合理饮食、增强锻炼、戒除烟瘾来增进健康。

　　然而正如我们所见，美国"从细胞水平来抵御疾病"的意图愈发坚定。且科研人员仍在感叹，生物医学研究所得的资助"太少"[5]。2015年《美国医学学会杂志》（*Journal of the American Medical Association*）以"远瞻生物医学研究"为主题发行特刊，共刊载了 5 篇相关文章，其中包括 NIH 院长弗朗西斯·柯林斯、霍华德·休斯医学研究所（Howard Hughes Medical Institute）所长钱泽南（Robert Tjian）①等知名科学家所发表的观点性社论。这些学者皆在论证开展更多基础

---

① 钱泽南：美籍华裔生物化学家，以研究真核生物细胞遗传信息转录而闻名，2009—2016 年任霍华德·休斯医学研究所所长。——译者注

型与临床型研究的合理性，声称要治愈疾病，却只字不提引发疾病的真正根源——相关社会因素。

影响健康的社会因素研究长期不受重视，如今，该领域的研究陷入了日渐艰难的发展困境。在上述《美国医学学会杂志》特刊发行的同年，美国众议院通过了《2015年美国竞争再授权法案》（*America competition Reauthorization Act of 2015*），将美国国家科学基金会所资助的"行为与社会科学研究"列为"非必要类项"。该法案的发起者，得克萨斯州众议员拉马尔·史密斯（Lamar Smith）认为，基础科学研究和技术创新总体上符合国家利益，而其他类型的研究则不然。尽管该法案没有明确界定何为"非必要类项"，但其中所列举的学科（包括心理学、社会学、人类学、政治学）几乎均属于"行为与社会科学"范畴。美国众议院还通过投票取缔了卫生研究与卫生质量勘察局，该机构长期负责调研医疗保健行为的安全性、有效性和公平性。

尽管该法案不具备法律效力，但美国众议院多数党[①]却将之作为"正确的州级行政纲要"予以执行。和多数（尽管不是全部）科研人员和医务人员的想法一致，美国政府意欲将"社会服务"与"社会科学"等相关领域的研究边缘化，仅将生物医学研究作为"对疾病宣战"的唯一武器。尽管生物医学范式的初衷良好，但如今，这一范式正在将种种有效的医疗保健干预措施排挤出资助行列，而后者才是国家亟需发展的领域。

经济因素对健康的影响

有充分证据表明，健康与社会因素（如贫富分化）之间存在着系

---

① 多数党：在众议院拥有多数席位的政党称为多数党。——译者注

统性关联。2010 年就英国人口数据发表的综述指出，相比传统医疗指标（如就医机会、早期诊断患病率和医疗检测比例），经济状况能够更为精准地预测预期寿命，一定区域范围内的居民平均寿命随着该区域人均收入的提升而增长[6]。

即使是居住环境相似、就诊医院相同的居民间也存在显著的寿命差异，华盛顿特区即是此类情况的典型。保拉·布雷曼（Paula Braveman）研究团队以华盛顿地铁各站点为中心划分区域，进而对各区域居民的预期寿命进行分析[7]。所得结果显示：联合站（Union Station）附近的贫民社区和蒙哥马利城郊站（Montgomery County）附近的普通社区相比，居民的平均预期寿命相差 7 年；地铁中心站（Metro Center）和富庶的东瀑布教堂站（East Falls Church）相距 10 mi（1 mi= 1,609.344 m），相隔 9 站，两地居民寿命相差 8 年以上；而对比雾谷站（Foggy Bottom）①附近的居民和斯普林菲尔德–弗兰肯站（Springfield-Franconia）附近的高收入居民，两者的预期寿命相差 9 年。

更为显著的差距体现在费城两个邮编相近的社区间②。尽管这两个社区仅相隔 4.1 mi，但两地居民的平均寿命相差数十年。如图（图 5.1）所示，出生在邮编为 19106 社区③的居民预期寿命为 88 岁，比出生在费城北部邮编为 19132 社区的居民寿命长 20 多年。弗吉尼亚联邦大学社会与健康中心（Virginia Commonwealth University Center for Society and Health）的研究人员对导致这一地域差异的多项因素进行了考察，发现在居民预期寿命较短的区

---

① 雾谷：华盛顿最为古老的街区，19 世纪以后成为白种人与黑种人工人的聚居区。——译者注

② 费城的社区间存在明显的种族与社会隔离，以中心城为南、北费城的分界，北费城西部为黑种人聚居区，东部为西班牙裔聚居区，南费城主要为意大利裔与亚裔聚居区。——译者注

③ 该社区处于费城东南部。——译者注

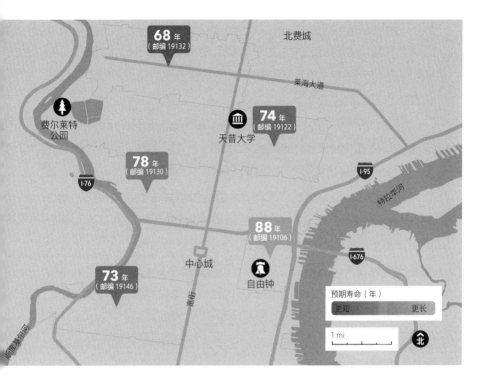

图 5.1 生活在费城不同邮编社区的居民在预期寿命方面的差异。19106 邮编区的居民平均寿命为 88 岁，19132 邮编区的居民平均寿命为 68 岁，两邮编区仅相距约 5 mi。

域存在众多显著的环境特征，包括教育资源稀缺低质、住房建筑隐患重重、体育锻炼场地受限、初级保健覆盖不全、公共交通费用高昂、有害物质接触频繁、族群之间居住隔离。这些特征与居民的教育和收入差异明显相关，在 19106 邮编区，80% 的居民具有学士学位，41% 具有研究生学位；相比之下，在 19132 邮编区，仅有 7.7% 的居民具有学士学位，2.5% 的居民具有研究生学位。种族隔离问题也在这两个社区得到明显体现，在 19106 邮编区，白种人与黑种人的数量比为 9∶1，在 19132 邮编区，这一比例为 1∶44。

　　华盛顿和费城的情况并不罕见。在新奥尔良，出生在低收入的法国区（French Quarter）① 附近的新生儿，相比于出生在高收入的纳瓦雷区（Navarre）附近的新生儿，预期寿命要少 25 年。对加利福尼亚州的圣华金河谷、明尼阿波利斯，以及密苏里州的堪萨斯市等地的研究，也得出类似的结果。

流行病学家克里斯托弗·默里（Christopher Murray）及其团队通过分析各区域居民在预期寿命方面的差异，考察了与寿命相关的多项因素[8]。该团队发现，较为长寿的群体主要是生活在北方村镇中的东亚裔与白种人居民；预期寿命较短的群体是生活在阿巴拉契亚（Appalachia）② 和美国南部乡村的低收入白种人居民、西部的印第安居民及凶杀率较高地区的黑种人居民；在上述群体中，处于贫富两极状态的男性在寿命上相差 15.4 年，女性的对应数字为 12.8 年。造成这种差距的原因，不能仅归结为个体在医疗保健服务获取上的差异。在 1982—2001 年，上述研究群体的预期寿命排序没有太大变化。这表明，尽管医学理论和诊疗技术取得了进步，但难以缩短各群体间的健康差距[9]。

经济学家拉杰·切蒂（Raj Chetty）与戴维·卡特勒（David Cutler）带领团队就"收入与健康状况之间的关系"开展了较具信服力的研究。他们通过比对 1999—2014 年美国社会保障局（Social Security Administration）的死亡记录和美国国税局（Internal Revenue Service）上报的 14 亿份纳税申报表，来探究收入与死亡率之间的关系[10]。该研究以 410 万名男性死者和 270 万名女性死者为分析对象，尽管纳税申报表并未显示纳税人的姓名，但提供了性别、

---

① 法国区，也称"旧城广场区"，是新奥尔良市最古老的城区，该区居民收入普遍偏低。——译者注

② 阿巴拉契亚：位于美国东部，因 20 世纪媒体过度渲染当地的私酒交易和氏族争斗，令外界对该地区民众形成"未受教育且有严重暴力倾向"的刻板印象，进而加剧了该地区经济的落后状态。——译者注

人种、民族、住址、保险覆盖范围、医疗保健支出估值等信息。研究发现，高收入和较长的预期寿命之间存在显著的关联。

收入排名前 1% 与收入排名末 1% 的女性间寿命相差 10.1 年，男性的对应数字为 14.6 年；自 2001—2014 年，收入排名前 5% 的男性平均寿命增加了 2.34 年，收入排名末 5% 的男性平均寿命仅增加了 0.32 年；收入排名前 5% 的女性平均寿命增长了 2.91 年，而收入排名末 5% 的女性寿命基本保持在 0.04 年的增减水平。尽管该调查的数据显示，预期寿命的增长与医疗保健、外在环境和工作情况等因素不存在显著关联，然而，在外来移民、高学历者和政府经费投入均较为集中的地区（总体上经济更为发达），居民的寿命往往更长。

而以下研究表明，不仅薪资收入与健康状况有关，收入差距也对健康有重大影响。英国流行病学家理查德·威尔金森（Richard Wilkinso）和凯特·皮克特（Kate Pickett）在 2009 年出版的论著《精神程度》（*The Spirit Level*）[11]中提出，用"健康与社会问题指数"（index of health and social problems）来综合反映一个国家的肥胖率、凶杀率、监禁率、精神病罹患率、少女早孕率、婴儿死亡率、民众预期寿命、学历程度、人际信任程度和社会流动程度。书中指出，收入不平等与"健康状况不佳"及"社会负面事件频发"之间存在确定无疑的相关性。如图 5.2 所示，若除去美国这一特例（各国中，美国的收入差异值最高，且"健康与社会问题指数"数值异常），根据其他国家的状况可看出，"健康与社会问题指数"和收入差距之间几乎完全符合线性关系。

虽然仍难以证实两者具有因果关系，但以上信息说明，存在因果关系的可能性较高。威尔金森和皮克特在 2015 年的一项后续分析中指出，健康与收入差距间的高度相关性长期稳定存在，悬殊的收入差距总是预示着恶化的健康状况。两者也存在着明显的变动反馈效应，即收入差距一旦有所扩增，民众平均寿命就会相应缩短。这些发现达

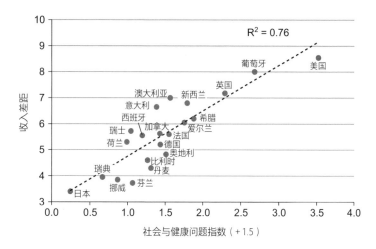

图 5.2 所列国家的"健康与社会问题指数"和"收入差距"情况。收入差距值计算方法：该国国内经济状况排名前 20% 的居民收入总和除以排名末 20% 的居民收入总和的所得值。健康与社会问题指数值（以 Z 值表示）计算方法：Z 值 =（各项分值－平均分值）/ 标准差，所得结果为负数，图中为抵消负值便于表示，Z 值加以常数 1.5。

到了流行病学家用以确定因果关系的标准，有力支撑了"收入悬殊导致健康问题"观点的合理性，两者绝非是"存在可能关联性"那么简单。两位研究者还援引证据，表明收入差距也对特定的疾病造成影响。例如，在收入差距较大的国家，高胆固醇症患者（未经治疗）的病情较为严重。

尚有数据显示，收入差距与影响健康状况的生理指标相关。威尔金森和皮克特在回顾灵长类动物社群行为的研究时发现，社交压力会提升个体的皮质醇水平，而过量皮质醇会对记忆功能和整体健康产生长期负面影响，这些证据均成为上述论点的有力佐证。总之，威尔金森和皮克特给出了具有信服力的观点，即贫富分化与预期寿命缩短之间存在密切关联[12]。

收入差距和贫困对儿童健康的影响尤其显著，因为由穷苦的童年造成的影响会贯穿个体的生命历程。贫困不仅可能造成多种直接危害（如犯罪、药物滥用），还将通过损害个体发育，间接增加慢性病的罹患风险。一份综述在分析了 32 个欧洲国家的 201 项研究后认为，童年家境的拮据与个体日后在糖尿病、心脏病及某些癌症方面的高罹患率间存在正相关性[13]。

因此，美国儿科学会（American Academy of Pediatrics）能在医学界中率先认识到社会因素对健康的决定性作用，或许也就不足为奇了。美国儿科学会在 2016 年的报告《贫困与美国儿童的健康》（*Poverty and Child Health in the United States*）中，通过援引大量研究结果来说明家庭收入偏低与新生儿体重下降、死亡率上升、语言发育迟缓、慢性病罹患率升高等存在关联[14]。

美国儿科学会对童年时期贫困问题的关注反映了美国贫困问题的严重性[15]。美国人口普查局估计，超过五分之一的美国儿童（18 岁以下）生活在官方认证的贫困家庭中[16]。让成长中的儿童摆脱困顿环境也并非全然不可能，政府的一些干预已初见成效[17]。纵向研究表明，在 1967—2012 年，政府对低收入家庭的补贴政策使全国贫困率降低了近 50%，联邦所得税抵免、免费食品券等项目，使得 31% 左右的家庭在 2012 年脱离了极端贫困的状态；所得的监测数据显示，通过上述项目，2012 年的贫困儿童比例降至 16%[18]。儿科学会倡议，应增加投资额度，并支持开展"为低收入家庭儿童提供就业机会"的公共项目，让儿科医师定期评估儿童的贫困程度，并引导孩子参与适宜的社会实践学习活动。

种族因素对健康的影响

类似贫富差距，种族也与健康状况存在系统性关联。在美国，非西班牙裔黑种人男性与白种人男性的平均寿命相差 7.3 年，非西班牙裔黑种人女性的对应数字为 5.9。在当代，白种人女性中预期寿命不低于 70 岁的人数占比为 82%，而在黑种人男性中，这一比例仅为 54%[19]。

为何黑种人（无论男女）比白种人更易在早年死于心脏病发作[20]？ 45 岁以下的美国民众中，鲜有白种人死于心脏病，而美国黑种人的心脏病死亡率比非西班牙裔白种人高出 50%[21]。尽管种族可能与贫困和社会经济地位相关联，但即使在控制社会经济因素的情况下，种族对健康的影响依然显著[22]。

在对此进行论述前，我们先要明确若干基本问题。例如，何为种族？"种族"概念的建构究竟是基于生物学意义上的遗传差异，还是出于政治因素？美国在 1790 年实行第一次人口普查，此后每隔 10 年开展一次，而族群类别总是在新的普查结果中不断发生变化[23]。来自人口遗传学、人类基因组学和体质人类学的研究证据表明，不同族群在基因上高度相似[24]。同时，族群史显示，族群具有非常复杂的法律性与社会性界定，其所包含的生物学意义总在不断变化着。"种族"的区分实际上只存在于人类的头脑里，而非基因中。

不过，我们要做的不是解决概念上的争议，而是要认识到无论"种族"是何，"种族差异"的认知在长期形塑着医疗实践。"种族区分式医疗"（race medicine）①在过去几个世纪里占据着主导地位[25]。民众认为疾病在不同人种间的症状表现不同，这一想法得到了曾经的权威学者的认可，继而被用来证明黑种人奴隶制度的合理性。尽管几个世纪以来，医学研究始终表明，疾病和疗效在不同人种间别无二致[26]，但医生常因对少数族群的刻板印象而做出误诊[27]。

种族歧视也会将个体置于不利境地。由于受到歧视，各族群被驱逐到相对恶劣的居住环境中，多数情况下要应对较为艰巨的生存挑战。最近发生在密歇根州弗林特市的水质危机（或许是该市最为人知

---

① 种族区分式医疗：将种族作为疾病状态的生物标志物或作为医学诊断和治疗的变量。——译者注

晓的事件），就反映了环境如何对健康产生负面影响，以及种族因素在其中发挥了怎样的潜在作用。弗林特市是少数族群聚居的贫民城市，该市对环境和设施的维护能力远不及拥有充足公共建设资金的富庶城区。

弗林特市的问题始于 2014 年 4 月，当时市政府为节省经费，决定不再从底特律供水部门购买清洁水源，而是计划将消毒后的弗林特河河水作为饮用水。但该市没能采取必要措施来保障水源的安全，供应饮水时省去了使用缓蚀剂（防止河水腐蚀铅管）的步骤；而一旦失去缓蚀剂的保护，河水就开始腐蚀老化的输水管道，铅、铁等重金属离子析出，水质受到严重污染。

随之而来的是一场公共卫生事故。过量的铅对任何年龄的个体均有严重的毒害作用，特别是对大脑正在发育的幼龄孩童[28]。在弗林特市，6000～12,000 名儿童饮用了含铅的河水。2013 年，弗林特市约 2.5% 的儿童的血液中铅含量超标，到 2015 年，这一比例上升至 5%[29]。被污染的饮用水不仅会对大脑发育造成损害，进入水中的铁离子还为嗜肺军团菌（能引发严重的肺炎）等微生物创造了适宜的滋生环境。该市随后暴发的军团菌病导致 77 人感染，其中 10 人死亡，水质危机事件被认为是该事故发生的原因[30]。

弗林特市停用缓蚀剂所节省的费用约为每天 140 美元，而如今用于修复供水系统的成本接近 15 亿美元[31]，其中还未将中毒患者的长期照护成本计算在内，且目前尚无法计算铅中毒事件所造成的损失。中毒的累积效应会在今后逐步显现，儿童正在发育的大脑将首当其冲。中毒儿童日后极有可能出现认知困难、反应迟缓、思维涣散等状况，且不太可能充分发展潜能[32]，而存在学习障碍的儿童今后还将面临社会歧视、收入微薄等一系列问题[33]。每个受到铅中毒负面影响的儿童，都将给医疗、教育和社会服务体系增添长期的经济负担。不只弗林特市，亦有其他地区的黑种人儿童存在铅中毒的情况，

1995—2013 年，一项对 100 多万名芝加哥学生进行的血液样本研究发现，血铅含量存在明显的族群差异，造成差异的原因之一是低收入族群的居住环境通常毗邻高速公路或工业园区[34]。

除暴露于致病物质的情况外，生活变故、家庭暴力、经济困境等问题，同样会影响个体的新陈代谢、血液循环、免疫功能等[35]。有证据表明，心理压力（常因遭受种族歧视而产生）可能会对个体健康产生长期而显著的影响。一篇对 105 项研究进行的荟萃分析记录了种族歧视对健康状况的持续负面作用，这种作用不仅体现在个体的生理功能方面，也反映在个体的心智成长方面[36]。

社交因素对健康的影响

研究者通常需要付出较高的时间成本来对"影响健康的社会因素"开展研究，而如果要进行因果关系未被颠倒且结论长期具有说服力的学术工作，如同威尔金森和皮克特，则需要开展经年累月的调查与追踪记录。

一例较为成功的研究是在 1965 年针对加利福尼亚州阿拉米达城 6928 名成人开展的系列问卷调查，调查于几年前刚结束，结果显示，生活习惯是预测个体健康状态的主要因素。例如，对比存在吸烟、酗酒、超重、缺乏运动、睡眠不足等问题的个体与无上述情况的个体，前者死于心脏病的概率是后者的 3 倍[37]。

该研究调查同时发现社交活动对健康具有深远影响，特别是，人际社会支持与健康状况之间存在较强的关联性[38]。以个体的社交活跃程度（表现在与亲友相处、参加团体活动）为衡量标准，交际广泛的个体要比社交孤立的个体有更长的寿命[39]。这一结论首次报道于 1987 年，当时的流行病学家对此表示质疑，但此后以不同群体为考察对象的多项研究均证实了该结论，特别是对阿拉米达市居民的研究提供了更为有力的佐证[40]。2004—2012 年开展的英国高龄群体纵向研究（English Longitudinal Study of Aging）在对 6500 名老年居民（不区分性别）进行跟踪调查后发现，个体的社交孤立程度（以与亲友间的交往情况和团体活动的参与频次为衡量标准）是预测健康状态的重要指标[41]。

最易于研究的一种社会交往形式便是传统的婚姻关系。出于不明确的一些原因，结婚并和配偶共同生活可以改善个体的健康状况。我和里克·克罗尼克（Rick Kronick）收集了"全国健康访谈"（National Health Interview Survey）在早年对 67,000 名受访者所开展的一组调查数据，并将之与受访者的死亡记录进行了比对分析，发现其中有 5876 名（8.77%）受访者属于早亡人群（于 1997 年前逝世），且在控制年龄、种族、收入和受教育程度等变量后，早亡群体中有较高比例处于未婚或单身状态。早亡和单身状态之间的相关性呈现为"显著"，和未婚状态之间的关联性呈现为"极显著"。在此研究对象群体中，没有其他变量能如此显著地预测早亡，且两性均呈现出这种关联，不过男性的关联程度相对更高[42]。

伴侣关系和寿命之间的关联性也在不同地区得到证实。1985—2009 年对 9333 名英国公务员进行的一项研究发现，婚姻状况是预测心血管疾病和全因死亡率的重要指标。单身男性比非单身男性在年龄校正后的死亡率上高出 77%，心血管疾病方面的死亡率也要高出 1.69 倍。在这项研究中，人际社交密度也是预测死亡率的重要指标，不过尚不及婚姻状况对预期寿命的影响程度；女性同样也受到类似的影响，只是程度低于男性[43]。

对于良好的婚姻、伴侣及人际关系皆有益于健康的事实，存在几种可能的解释。一种说法是朋友和伴侣在敦促健康行为和避免有害活动方面起到正面作用。有研究发现，伴侣关系和社交活动带给男性的益处通常多于女性，而其他证据表明，女性更多获益于同性间的友谊[44]。遗憾的是，这些数据并没有揭示女性伴侣对男性在健康提升方面的潜在影响机制，但以上证据整体上很具启发性，可由此推测一些可能得到验证的解释。或许是女性伴侣给男性带来了更多关于健康方面的知识；或者社会对女性在形体健美方面有较高的要求，女性在健身的同时，也会鼓励男性伴侣积极参与锻炼；又或许是男性通过与女性建立伴侣关系，激励自身开展健身活动，以维持良好的身体状态；还有另一种解释，即由性别决定的家庭角色令女性能够在膳食营养和家庭环境卫生方面给男性带来改善。一些研究通过逐项分析导致社交孤立的生物学机制来全面解释孤立状态对健康造成的危害。一些证据表明，积极的社会互动有利于血压的改善和体重的减轻[45]。另有研究发现，社交孤立会抑制"炎症应答"相关基因的正常表达，进而令机体预防感染的能力下降。具体来说，社交孤立的个体，其单核细胞（一种产生于骨髓的白细胞，在抵御感染的初期阶段发挥着关键作用）更可能出现功能性缺陷[46]。

近期，一项随机对照研究提出了一种易于接受的说法，来解释为何稳定的人际关系网络有益健康。尽管该研究没有明确提及"社交孤立"的概念，但它表明配偶等家庭成员的陪伴和照护，可使个体因生活压力被激活的炎症信号通路恢复到正常的受抑制状态，从而有效减轻压力对个人身心的影响[47]。

教育因素对健康的影响

日渐累积的证据表明，教育和预期寿命之间存在着较强的关联性[48]。在美国各族群中，学历未达高中水平的群体较易早亡，具备大学以上学历水平的群体则更为长寿（无论性别）[49]。在白种人男性中，高中以下学历群体与具备大学学历群体之间的平均预期寿命相差 12 年左右[50]。从学士到硕士，再到博士，平均寿命呈逐级增长的趋势[51]。此外，低学历群体较高学历群体更易出现行为功能障碍[52]。

我与伯明翰市阿拉巴马大学的同事对一个数据库中约3.3万名成年人的信息加以分析，结果显示教育程度与预期寿命之间存在显著的关联性[53]。为确保其他因素不会对结果产生影响，我们控制了"收入"等人口统计学变量①，发现关联性有所减弱但仍存在；在对医源性与行为性风险因素进行调整后，我们同样无法消除这种关联性。可见，受教育程度与预期寿命之间确实存在着系统性关联。

美国癌症协会的研究为上述结论提供了有力的佐证。该组织的研究人员利用涵盖26个州的信息数据库评估了25～64岁人群的全因死亡率。在将受评估对象按照学历水平进行分组后，研究人员发现"受教育程度"与"早亡率"之间存在关联性，且关联性的显著程度呈逐年上升态势。就男性而言，1993年的数据显示，高中以下学历者的早亡风险是大学及以上学历者的2.5倍；到2007年，该数字已上升至3.6。而在女性群体中，这一比例从1993年的1.9倍上升至2007年的3.0倍[54]。

教育对健康的潜在益处远多于任何医疗干预措施。图5.3说明了这一点。每隔3年开展1次的子宫颈涂片检查可有效降低宫颈癌和子宫癌的死亡率，但当检查的时间间隔由3年缩短至1年时，没有增加任何益处。每年接受1次乳腺X线筛查可增加约1个月的预期寿命[55]。将过高的低密度脂蛋白胆固醇降至正常水平，可延长约6个月的寿命[56]。而高中以下学历和高学历人群的预期寿命却相差10～12年[57]。

相比其他社会因素，教育对健康的影响更为重要。若能避免凶杀

---

① 人口统计学变量：主要指统计对象的性别、年龄、收入、职业、婚姻、健康状况、受教育水平等变量。——译者注

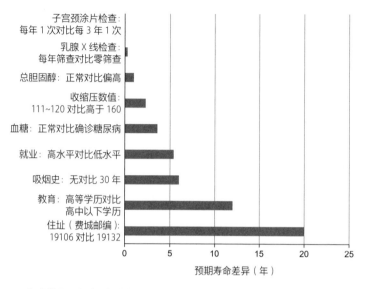

图 5.3　各类社会因素对预期寿命的影响。相比社会行为性因素，常见的医疗干预对寿命增长的影响甚微。

事件，每年死亡人数就会相应减少约 1.2 万人；若能杜绝车辆碰撞事故，每年死亡人数将减少约 3 万人；若能根治糖尿病，每年死亡人数将减少约 8 万人；但若能确保高中教育在美国得到普及，每年将有约 24 万人免于早亡[58]。

　　对于"受教育程度与预期寿命密切关联"的现象，已有众多可能性解释，但尚无一致且明确的解释。一些研究认为，学校教育有利于引导个体形成有益健康的习惯，在学术环境中，个体有更多机会长期接触有益健康的理论信息，也更易产生融入周围健康群体的意识。例如，吸烟率会随着学历程度的提升而下降[59]。在体育锻炼（受教育程度越高的个体，锻炼时间越长）、体重（受教育程度越高的个体，超重概率越小）、饮酒（受教育程度越高的个体，酒精饮料的日摄入量越不易超过 5 杯）方面也观察到类似的相关性[60]。同时，一些证据从生物学机制上对"学历水平影响健康"的现象做出了可能性解释，有研究表明，个体受教育的程度与其自身细胞中的端粒长度成正比，端粒的作用是保护染色体端部。在某种程度上，低学历水平是诱发个体出现心理压力的一项因素（由低学历所导致的收入能力下降，可能会造成经济和心理层面的困境），教育对健康的益处是有合理的生物学基础的。而个体应对压力的一种生理性表现就是端粒的缩短，端粒的缩短意味细胞及组织衰老进程的加速，从宏观上表现为个体寿命的缩短[61]。

不过，我们必须承认，教育和健康之间的关系存在一定程度的不确定性，我们不能将任何社会现象控制在实验室中以进行隔离研究，只能通过结合对外部世界的观察，来进一步分析和得出结论，而由纷繁复杂的因素交织而成的外部社会也在时刻变化中。如达蒙·克拉克（Damon Clark）和希瑟·罗耶（Heather Royer）的自然实验发现，1947 年，英国颁布有关政策将法定教育肄业年龄由 14 岁改为 15 岁，在 1972 年又改为 16 岁，尽管这些举措延长了学生接受教育的年限，但后期数据显示，学生的预期寿命并没有呈现显著性增长。研究者因此得出结论，受教育年限的增长与寿命增长之间不存在关联[62]。

然而，这一研究发现并不能有力驳斥"教育有益于长寿"的说法。上述状况的出现，可能是由于教育具有"阈值效应"，即如果教育年限未达到一定阈值，短时间的增长就不会对个体的寿命产生影响。就影响寿命的生物学因素而言，"14 岁肄业"与"16 岁肄业"间的差异几乎可以忽略。如果健康问题的根源是由个体学历水平偏低所造成的职场或生活压力，那么 14 岁与 16 岁肄业的学生群体在人生境遇上可能没有太大的区别，两者仅是五十步与一百步的差距。

教育和医疗领域受困于相同的问题，即资源并不充裕且部分民众不具备负担的经济能力。但从某种程度上，两个领域可以从同一方向上寻求解决途径。因为改善教育弊端就是在减轻医疗负担。

正视社会因素

美国卫生保健体系的各责任者（一线医务人员、科研工作者、政策制订者、保险经纪人、慈善组织）在开展工作时，应对决定健康的社会因素予以更多的考虑。

医生、护士和病患照护者应意识到社会因素对健康的影响，结合社会经济状况对患者的病情进行综合考虑。长期以来，医务工作者都很清楚病史调查的重要性，因而会询问患者过往的健康问题、创伤情况、就医经历及家族病史，并将有关医疗记录妥善保存，形成详实的病例档案；然而，医务人员几乎不会去特意了解患者的社会与经济背景信息，而对这些信息的记录将有助于医生深入理解社会因素对病程的影响机制，可为改善患者健康问题做出实质性贡献。

美国国家医学科学院（National Academy of Medicine）正在大力支持推广这类医疗记录模式。该机构的附设委员会近期提出倡议，应将患者的"社会心理基本指标"（psychosocial vital sign）①（如族群信息、烟草与酒精摄入量、居住地）作为常规问诊中的关注重点[63]。该委员会进一步指出，教育、经济、心理、家庭、体育锻炼、人际交往、住房等因素均与健康状况相关。这些因素所提供的信息实际上与传统的病史记录或体检信息同等重要。

慈善机构在增进健康方面起到了关键性作用，例如在医疗保健领域具备强大影响力的罗伯特·伍德·约翰逊基金会（Robert Wood Johnson Foundation）。该基金会近期实行了一项重要举措——将用于传统医疗项目的部分资金转移到新兴的"健康文化项目"（culture

---

① 社会心理基本指标：指涉及收入、教育、种族、经济多个方面的系列变量，用于整体评估社会因素对于个体身心健康的影响程度。——译者注

of health）。新项目的宗旨为"让不同地域、族群、阶层的民众均能享受康健生活，使'健康权利均等'的理念有力地影响公共及个人的保健决策制订，使个体有能力选择健康的生活方式。"[64] 其中，"权利均等"是该项目的核心信条，基金会现已向新项目投入950万美元，用于扶助弱势族群中的在读中学生。

基金会早已认识到社会因素对健康的决定性作用。为降低肥胖率，该基金会在2007年投入5亿美元预算，但这笔资金并未流向相关的临床治疗领域，而是流向可有效组织民众开展体质锻炼和膳食调节的社区机构。2000年，基金会又启动了"根治暴力"项目（Cure Violence program），重点通过公共卫生手段减少由枪支暴力所造成的死亡。如果其他致力于改善民众健康的基金会能够同样从社会因素着手工作，美国民众必将获益匪浅。

与此同时，主要资助部门和专业科研机构应制订相关措施来鼓励医学研究者对社会因素投以更多的关注。权威研究机构在极大程度上影响着学术领域的研究模式与动向，科研人员往往唯其马首是瞻。如美国心理协会（American Psychological Association）为提升研究者对受试群体社会经济状况的重视程度，要求机构自身所办期刊在发表以人体为研究对象的试验报告时，必须提供受试对象的工作收入、职业状况、受教育水平、社会阶层等信息。而在此之前，受试者的社会经济情况很少得到披露，我们难以从研究结果中理解社会因素所起的具体作用。

此外，政策制订者应尽可能地将社会公共服务作为重点资助项目。奥巴马政府在2016年2月实施了振奋人心的举措，政府授权联邦医保与联邦医助服务中心（Centers for Medicare and Medicaid Services）向社区机构、医疗团体等划拨1.6亿美元资金，用于照顾有冻饿之虞的民众。该计划的目标之一是考察是否能通过解决一些社会问题来有效降低医疗保健成本并切实改善民众健康[65]。只是在后期，特朗普政府终止了这项投入，不过研究人员已记录了众多有价值的数据。

联邦政府也应将更多的公共事业经费用于直接开展社会服务工作。美国在卫生保健与社会服务领域的预算分配模式属于经合组织成员中的反常类型，如图 5.4 所示。经合组织成员中，仅有美国、韩国、墨西哥三国的卫生保健支出超过社会服务支出。美国卫生保健支出的 GDP 占比为经合组织成员之最，但它与社会服务支出的 GDP 占比之和却属于正常范围。由此可见，美国需要做的不是额外增加投入，而是调整优先发展事项，加大对社会服务领域的投资力度（投资社会服务领域所带来的保健成效已在同等发达国家中得到充分显现）。

伊丽莎白·布拉德利（Elizabeth Bradley）团队将上述"国家间比较分析"的模式应用于美国各州。该团队利用 2000—2009 年的数据计算了美国各州在社会服务和医疗领域的支出之比（计算方法：社会服务与公共卫生的支出之和，除以联邦医保与联邦医助的支出之和），并对各州在多项卫生措施上的表现进行评估。结果显示，在支出比值较高的几个州，民众的 7 项指标（成人肥胖率、哮喘发生率、心理问题持续时长、行动能力受限时长、肺癌死亡率、急性心肌梗死死亡率和 2 型糖尿病死亡率）及后期健康状况均相对更好[66]。

小结

有观点称，民众健康水平的下降，可能不是由于在医疗上的投入多于社会服务，而是由于医疗投入的不足，因此有必要在患者众多的地区投入更多资金用于医疗保健。这就犯了因果倒置的错误：健康问题高发才是原因，作为应对措施的高额医疗投入仅是结果。由于布拉德利的研究本身存在时间滞后（该研究是在投入医疗资金的两年之后才开始衡量健康效益），所以容易让人误认为"投资决策影响着健

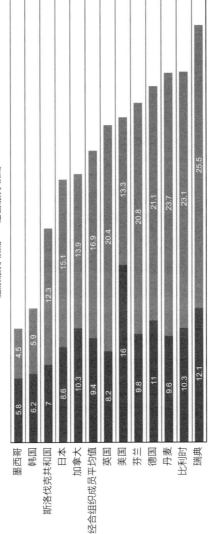

图 5.4 2005 年主要经合组织成员在卫生保健领域和社会服务领域的支出占其国内生产总值的百分比。多数发达国家在非医疗性社会服务和医疗服务上的花费比为 2∶1，美国的为 0.55∶1。与其他发达国家相比，美国在这两个领域的支出之和并不是太高，但领域之间的资金占比差异显著。

康状况"。尽管各州的具体健康状况是影响投资决策的一个关键因素，然而，布拉德利的研究已表明，社会服务领域的建设，更有利于民众健康水平的提升，政府决策者有必要认真考虑加大社会公共事业的投入，即使这将意味着削减医疗领域的经费。

不过，即使所开展的研究具备较高的严谨性，"社会因素影响健康"的理论仍可能受到质疑，因为社会性研究无法通过传统的实验方法（如随机试验）得到验证。诚然，我们有必要审慎地分析社会科学的数据结果。这意味着对这些数据所提供的信息，我们应持开放态度，而不是将之视作不科学、非本质、无关乎健康量化指标的信息而予以排斥。

尽管我们在探索"社会因素如何影响健康"的初步阶段，但就目前所知的影响程度而言，生物性风险因素远不能与社会因素比肩。我们需要深入发掘社会因素的影响机制（如学历程度、经济收入的意义，社会歧视、社交孤立的后果）。诚然，多数置信度较高的研究方法（如随机临床试验）不适用于验证社会因素与健康状况间的因果关系，但这并不意味着社会因素可被忽视。我们需要通过创建全新的方法来深入理解影响健康的关键性因素，从而找出可有效延长预期寿命并提升生活质量的干预措施。

6

日常行为与健康

在美国，排名前十的死亡原因中，各类慢性疾病占据最大的比重，而这类疾病的诱发因素是吸烟、酗酒、缺乏运动、营养不良、滥用药物、自我伤害、违背医嘱等行为。表 6.1 总结了各种死亡情况及其成因。

表 6.1　美国排名前十的死因及相关行为性风险因素

排名	死因	死亡人数（人）	行为性风险因素
1	心脏病	633,842	缺乏运动、吸烟、高脂肪饮食
2	癌症	595,930	缺乏运动、吸烟、高脂肪饮食
3	慢性下呼吸道疾病	155,041	吸烟
4	意外伤害	146,571	滥用酒精及药物
5	卒中（脑血管疾病）	140,323	未被发现和未控制的高血压、吸烟
6	阿尔茨海默病	110,561	头部外伤、吸烟、未控制的高血压、其他心脏病风险
7	糖尿病	79,535	不良饮食、缺乏运动
8	流感和肺炎	57,062	未遵守免疫接种计划
9	肾脏病	49,959	糖尿病与不良饮食、缺乏运动
10	自残或自杀	44,195	无法获得精神卫生服务

资料来源：US Centers for Disease Control and Prevention. Health in the United States, 2016. 表 6.1 可通过 https://www.cdc.gov/nchs/fastats/deaths.htm. 获取。注：2015 年数据。

对慢性病的预防和管理不仅需要医学干预，更需要改变日常行为习惯。如高胆固醇和高血压的管理指南就建议，要先改善生活方式，再借助药物控制[1]。但实际上，临床治疗很少对患者的日常行为进行干预。通过对以下行为性因素的逐一分析，我们将清楚认识到，行为干预措施可带来无穷裨益。

致命行为

药物滥用

美国民众的预期寿命在几十年来首次呈现下降态势，这在很大程度上要归因于日渐普遍的药物滥用现象[2]。阿片类处方药即始作俑者。这类药物所含有的生物碱可减轻疼痛，但极易让使用者成瘾。患者一旦沉溺于药物带来的愉悦感，就可能刻意延长治疗时间，或另行购买作用相似却来源不明的非法药物（如海洛因和芬太尼）。目前药物滥用的形势仍在逐步恶化。据媒体报道，2004 年死于阿片类药物过量的人数为 2888 人，2014 年为 7558 人，到 2016 年，该数字已上升至 64,000 人[3]。2001—2016 年，在 24 ～ 35 岁的成年群体中，约有五分之一死于过量服用阿片类药物[4]。社会因素在其中发挥作用，药物滥用致死的情况更多地出现在文化程度偏低且日常收入微薄的群体中[5]。

面对日渐普遍的药物成瘾问题，我们需对人类的行为有更为深入的理解，也需对控制疼痛及压力的方式予以改进。提倡的方法是通过具体策略让患者戒除药物依赖，如使用"认知行为疗法"来让患者控制疼痛。一些跨学科合作团队已验证了这些策略的有效性，只是还需各地开展更为广泛的治疗实践[6]。

吸烟

2014 年是美国国家卫生局局长首次发布吸烟与健康报告的 50 周年。新的年度报告总结了烟草管控项目取得的卓越成就。1964 年，美国成人的吸烟比例为 42.7%。当时，公立大学允许在课堂上吸烟，航空公司允许乘机吸烟，餐饮部门允许在饭桌上吸烟。而在一系列控烟手段得到实施后，民众的吸烟比例已显著下降，2014 年的数字为 16.8%，且这一数字还在持续下降。吸烟者的日均香烟消费量从 1965 年的 20 支减少到 2014 年的 13 支，同期人均香烟消费量下降 60%[7]。图 6.1 为烟草消费量与相关法律和社会制裁之间的关系。

随着吸烟人数的下降，因肺癌或肺气肿死亡的人数明显减少。因心脏病而死亡的人数在 20 世纪 60 年代末达到顶峰，但在后期的下降情况与吸烟人数的减少趋势近乎同步[8]。据估计，2014 年吸烟比例的下降使 600 万美国人免于早亡，民众由此增长的预期寿命至少占据 20 世纪寿命增长总量的三分之一。

美国卫生局长 50 年来所发布的年度报告，对戒烟工作的开展产生了不可估量的作用。尽管已有数千项研究记录表明，吸烟可以诱发众多病症，但这些不断推进的控烟报告更为全面地揭示了烟草对健康的灾难性影响，使吸烟有害健康的警示更具说服力。报告最初聚焦于吸烟引发的肺癌、心脏病和慢性阻塞性肺病，而之后的报告显示，吸烟几乎对所有生理系统都有负面影响，可导致类风湿关节炎、炎症性疾病、免疫功能受损等严重问题；此外，吸烟孕妇所生下的新生儿有较大可能存在出生缺陷[9]。立法者、社会公益团体、教育工作者等以这些研究结论为依据，要求各界要有所作为。于是，媒体积极宣传控烟的意义，国家额外征收烟草税，联邦政府提升烟草地方税率，商家拒绝出售香烟给未成年群体，公共封闭场所、酒吧和餐馆实施统一禁烟，法院通过《烟草大和解协议》（*Master Settlement*

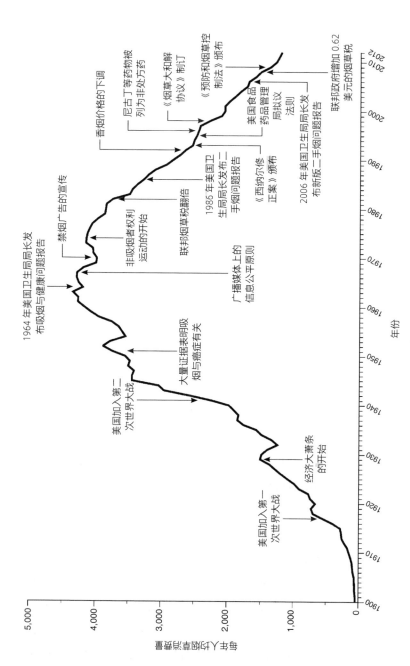

图 6.1 1900—2012 年美国吸烟人数的增减情况。图中显示了成人的人均烟草消费量与相关事件的关系。成人指年龄满 18 周岁的个体。源于美国人口普查局公布的年度数据。

Agreement）以要求烟草公司支付 2500 多亿美元来支持控烟工作。2009 年，美国国会颁布了《美国控烟法案》，授权 FDA 对烟草制品进行监管[10]。

尽管控烟工作已取得一定业绩，但仍有约 18% 的美国成人在吸食这种科学史学者罗伯特·普洛克特（Robert Proctor）① 口中的"无良商品"。普洛克特强烈控诉烟草的危害，称"这一为成瘾而设计的产品，流毒至深。资深烟民中，有半数为之丧命。"[11] 自 1964 年美国卫生局发布第一份报告以来，吸烟已导致近 2000 万人早亡。尽管目前已颁布控烟禁令，但 2014 年的报告显示，平均每有一名吸烟者早亡，就同时会新增两名年轻吸烟者。烟草市场平均每小时投入近100 万美元用以吸引新的消费者[12]。美国烟草企业同时还在试图扩大自身在海外的影响力，从而弥补由美国国内市场控烟措施所造成的损失。

普拉巴特·杰哈（Prabhat Jha）和理查德·皮托（Richard Peto）的研究报告称，全球约有 50% 的男性和 10% 的女性有吸烟史，且多数吸烟者不会在早年戒烟。若此趋势延续，全球吸烟致死人数将从2010 年的 500 万，增至几十年后的 1000 多万。在多数国家，吸烟者和非吸烟者的预期寿命相差至少 10 年[13]。杰哈和皮托的分析显示，关注"吸烟与死亡关系"的研究日渐多于以往，这从侧面反映出，尽管多数发达国家在减少烟草消费方面取得了长足进步，但吸烟仍是全球主要的致命因素。

如今，美国政府每投入 1 美元用于控烟，烟草商就投入 18 美元以抵制控烟成效[14]。日渐困窘的烟草商在竭力扩增烟民的数量，政府难以在现今的控烟业绩基础上推进。然而，有效控烟才是当务之

---

① 罗伯特·普洛克特：美国斯坦福大学科学史教授，同时也是呼吸内科教授。——译者注

急，若现今的吸烟情势继续发展，无需预测将来，眼下就会有560万青年因吸烟而早亡[15]。

运动缺乏

体育锻炼可预防疾病，且有益于多种慢性疾病的康复[16]。一项系统性文献综述表明，全球每年有多达500万例死亡可能与运动缺乏相关。2015年的早亡病例中，有7%为冠心病致死，7%为糖尿病，10%为乳腺癌和结肠癌致死，而这些情况均由运动缺乏引起[17]，且这些数字均是保守估算，因为用以计算的统计模型还没有将因运动缺乏而造成的风险因素（如肥胖、高胆固醇和高血糖）考虑在内[18]。世界卫生组织更指出，运动缺乏是全球第四大致命因素。

另一方面，有充分证据表明，即便少量的体育锻炼也能带来一定的益处。英国对1994—2016年的健康调查数据进行了研究，将63,591名参与者分为三类：运动不足者（每周进行高强度运动的时间少于75分钟，或中等强度运动时间少于150分钟）、周末运动者（每周进行1～2次高强度锻炼，每次超过150分钟）和运动缺乏者（不进行规律的体育锻炼）。相比于运动缺乏者，周末运动者的全因死亡率降低了30%，运动不足者的全因死亡率降低了34%。由此可见，尽管周末运动者和运动不足者没有达到锻炼指南所给出的标准，但他们也从运动中得到了显著的健康益处[19]。

我们已看到，许多传统医疗干预措施对预期寿命的影响相当有限。相比之下，体育锻炼对健康有明显的影响。达拉斯的库珀运动研究所（Cooper Institute for Exercise Studies）提供的数据显示，长期慢跑的群体比不跑步的群体平均多3年寿命（即使跑步者超重或偶尔吸烟、饮酒）。综合现有的调查数据，科研人员发现，无论跑步速度如何，定期跑步都能将早亡风险降低40%，这意味着跑步1小时可使预期寿命延长7小时。另外两种运动形式——散步和骑车，尽管也可降低早亡风险，但对寿命的影响程度远不如跑步[20]。

其他多项研究也表明，由衰老造成的认知能力下降可以通过体育锻炼来减缓甚至逆转。一例综合 30 项研究的荟萃分析显示，原本不常运动的受试者被随机分配到运动组和休息组，之后发现休息组成员中，仅有 22% 能够达到运动组的平均认知水平[21]。

不良饮食习惯

美国民众日均摄入 5 磅（1 磅 ≈ 0.4536 千克）的食物。以 80 年寿命估算，个体一生会消耗 73 吨食物，而膳食摄入对个体的身心状态有关键性影响。

在众多发展中国家，以及 20 世纪 40 年代之前的美国，有关饮食的疾病多数由营养不良或能量不足造成[22]，如佝偻病（维生素 D 缺乏）、糙皮病（烟酸缺乏）、坏血病（维生素 C 缺乏）、脚气病 [硫胺素（维生素 B_1）缺乏]、甲状腺肿（碘缺乏）等。公共卫生措施在较大程度上根治了多种营养缺乏病。例如，在明确甲状腺肿源于碘缺乏后，发达国家通过向食盐中添加碘元素，从根本上控制了该病症。

而近年来，健康隐忧不再源自食物匮乏，而是源自因摄食过量而引发的严重肥胖问题。根据美国疾病控制和预防中心的数据，1991—2001 年，美国肥胖症人数增加了 74%。2010 年，36 个州的肥胖症人数占比均在 25% 以上，而其余的十几个州，这一比例甚至超过 30%[23]。肥胖问题遍布各年龄阶层，即使是 2 ～ 19 岁的群体，其肥胖率也在 17% 左右。据估计，每年有 30 多万美国成人死于肥胖相关的因素[24]。硕大的体型也导致生活质量下降。肥胖症患者在某些能力发展上受到约束（如旅行受限，无法像正常同龄人一样进行长距离徒步），需要他人协助才得以开展日常活动。2002 年，体重相关疾病占据美国 9% 以上的医疗支出，相当于 920 多亿美元[25]。据估计，肥胖症患者的年度医疗保健支出比普通民众高出 1900 美元左右[26]。

个体如果处于超重状态，即存在较高的肥胖症罹患风险。以体重指数（body mass index）① 作为衡量标准，69% 的美国成人被认为至少属于超重；非洲裔和拉丁裔人种比白种人有更高的风险；在 2～19 岁的群体中，约有三分之一个体超重，青少年时期超重的个体很可能在成年后仍面临体重问题，也会由此增加高血压、糖尿病、中风、冠心病、关节炎和癌症的罹患概率[27-29]。

医疗干预（如减重手术）可能帮助超重和肥胖 ② 人群恢复正常体重。但整体而言，生物医学除治疗由体重问题引发的疾病、损伤和其他并发症外，并不能给超重患者提供其他益处。对超重者而言，最好的选择——最有益于改善健康和生活质量的选择，不是治疗，而是生活行为的改变，特别是要通过积极锻炼和健康饮食来合理控制体重。

然而，由于民众对健康饮食的心理抵触、劣质饮食的成本优势、"食物荒漠"的营养匮乏（社区商店很少供应高品质的食物），实现健康饮食并非易事。获得健康食品毫不轻巧，由于优质食物的偏高价位会令中低等消费者望而却步，因而销量不佳，故杂货店仅会供应平价畅销商品。结果，有购买健康食物意愿的民众也只能无奈选择低质食物。尽管各种经验性的饮食建议并非全无道理，但就"何为优质膳食"，各种建议莫衷一是。且在营养问题上存在诸多似是而非的说法，一些盛行的饮食模式实际上从未经过严格验证。

地中海饮食是经研究明确证实能够对健康产生积极影响的饮食模式。该模式仿照希腊克里特岛和意大利南部的饮食传统，以水果、

---

① 体重指数：一种基于个人体重与其身高和年龄相关的体脂量度。——译者注
② 超重与肥胖的界定：体重指数在 25 至 29.9 之间被界定为超重，体重指数超过 30 被界定为肥胖。——译者注

蔬菜、全谷物、坚果、香料、豆类及橄榄油为食物组分，其中动物蛋白的主要来源是鱼类与贝类，其次是家禽、鸡蛋、奶酪与酸奶；饮品中水是首选，也建议适量饮用葡萄酒。如果采用地中海饮食，个体脂肪摄入量仅占总摄入热量的 25% ～ 35%，饱和脂肪摄入量不到获得热量总数的 8%[30]。

一项研究通过分析地中海饮食中的营养成分来考察该模式对心血管疾病风险因素的影响，结果发现相比于食用动物脂肪，摄入橄榄油有利于降低低密度脂蛋白胆固醇并升高高密度脂蛋白胆固醇。此外有证据表明，坚持该饮食模式可以降低代谢综合征、糖尿病和胰岛素抵抗的发生风险，并改善内皮细胞功能。采用这种饮食模式还可以减少氧化应激效应（一种阻碍细胞自我修复的机制），并降低高血压和动脉硬化的发生风险[31]。一项由 52 个国家 15,152 名受试者参与的研究发现，地中海饮食以水果和蔬菜作为关键组成部分，这两类食物的日均摄入降低了 30% 的冠心病发作风险[32]。另一项针对 93,122 名美国女性的研究发现，遵循该饮食模式可以降低 36% 的心脏猝死风险[33]。

这一神奇的饮食模式还能从整体上改善健康状况。一项样本量达 1,574,299 份的荟萃分析表明，地中海饮食至少降低了 9% 的全因死亡率[34]。另一项对 22,043 名希腊居民开展的研究发现，坚持地中海饮食降低了受试者 25% 的全因死亡率[35]。近期一项研究基于全美健康与营养调查（National Health and Nutrition Examination Survey）建立了统计模型，并对主要临床试验和观察性研究进行了系统分析。研究人员发现，在美国，因心脏病、卒中和糖尿病而早亡的群体中，有45% 存在营养成分摄入超量或不足的情况。该研究建议，应增加水果、蔬菜、坚果、谷物、多不饱和脂肪酸和 Ω-3 脂肪酸的摄入，减少加工肉类、含糖饮料和钠的摄入[36]。

尽管政府已在着力改善民众饮食结构，但饮食质量的差异仍然存在。以"营养补给援助项目"（Supplemental Nutrition Assistance Program, SNAP）①为例，尽管该项目是美国规模最大的食品援助计划，但却是"饮食质量改善"的反面教材。全美国健康与营养监测调查对 38,969 名成人的饮食质量进行了评估，接受调查者包括 6162 名 SNAP 项目参与者与 32,807 名非 SNAP 项目参与者（其中的 6692 人与 SNAP 参与者的收入相当，其余 26,115 人为高收入者）；1999—2017 年的各年度调查结果显示，所有调查对象的饮食质量均已得到改善，但相较而言，SNAP 参与者明显更倾向于非健康的膳食结构，仍以加工食品和精制糖类为主要饮食成分，且很少摄入坚果、谷物类食物[37]。

药物滥用、吸烟、锻炼缺乏和不良饮食仅是导致健康状况不佳的部分行为性因素。行为医学协会下设委员会发表的一篇综述对行为和健康间的密切联系进行了论证（见附录"引发死亡和重大疾病的实质原因和由此所反映出的'行为—健康'关联"）。这篇综述中列举的研究结果皆在表明，即使是在体质有遗传倾向的人群中，行为也仍然是决定健康状态的关键因素[38]。本书援引这一篇幅较长的附录，仅为说明支持行为干预有益健康的证据车载斗量。

行为改善

日常行为的纠偏存在较大难度。个体往往会出于强烈的抵触情绪而无法摒弃诸如低质量饮食、吸烟成瘾等嗜好。弊端陋习难以根除，健康行为同样不易贯彻。低收入者可能会由于经济因素而无法

---

① 营养补给援助项目：旧称"食品券计划"，该项目由美国联邦政府发起，通过向低收入和无收入群体发放"食品券"来保障其基本的食物供给。——译者注

保障健康的膳食习惯；合理运动的时间同样有限，家庭、工作、个人爱好等往往比运动更具优先性；保健既是行为问题，同时也是社会问题。

鉴于上述阻碍性因素，我们可能会质疑行为纠偏的可行性。既然个体行为的调整尚属不易，如何保障群体行为的转变？公共场所禁烟法令的成功推行就是驳斥这种质疑的有力论据，该举措的切实成效表明政府有能力通过规范公民的行为来提升国民的健康水平。一项荟萃分析研究在对发表于 2004 年 1 月至 2009 年 4 月的相关学术文章进行分析后认为，得益于禁烟令的颁布，美国社区的急性心脏病发生率总体下降了 17%。尽管该禁令未必能促使吸烟群体戒烟，但有效减少了民众接触二手烟（二手烟可将急性心脏病的发作风险提升 30%）的概率[39]。

公共政策和民众运动能够有效促使民众调整日常饮食模式。有证据表明，公共卫生干预可以减少反式脂肪的摄入[40]。反式脂肪常见于人造黄油、烘焙或煎炸食品中，这种物质摄入过量会显著增加心脏病的致死风险[41]。随着民众日渐深入地认识到由反式脂肪引发的危害，食品安全问题逐步显现，民众要求政府和食品制造业在此问题上有所作为，这直接导致了相关立法的出台，同时还促成了更多健康食品的生产上市[42]。

公共政策的力量已在全球得到证实。土耳其在 1996 年颁布《反烟草法》后，又在 2004 年、2008 年陆续通过了相关补充法案以强化控烟措施。这些法案要求烟草公司扩大香烟外包装上健康警示标语的尺寸，且不得进行烟草广告宣传（包括活动赞助），同时政府大幅提升了烟草税率。从 2008 年至 2012 年，土耳其民众的吸烟率下降了 13.4%[43]。匈牙利在对糖、盐和咖啡因征收消费税的一年后，国内四分之一以上的民众降低了对上述产品的消费（下降了 25% ～ 35%）；同时，40% 的食品制造商变更了产品配方，以减少使用上述被征税的成分^[44]。2014年伊始，墨西哥对含糖饮料征收每升1比索的税额，结果到2015年底，这类饮料的销量下降了7.6%。在低收入人群中，肥胖率和龋齿率的下降幅度最大[45]。世界卫生组织一直是推动此类政策的中坚力量，目前该组织已在150多个国家开展了以"食品健康"为主题的项目[46]。

　　尽管高质量的临床研究通过观察性数据说明了行为改善所能带来的健康裨益，但仍有学者在质疑"行为之于健康"主题研究的严谨性。例如，《新英格兰医学杂志》的前任编辑马西娅·安吉尔（Marcia Angell）和阿诺德·雷尔曼（Arnold Relman）就曾诘问道："如果心智状态与疾病间确实存在关联，为何论述这种关联的研究文献中，几乎没有一篇合乎自然科学的论证规范？"[47]但其实，行为主题研究与药理学研究同样可靠[48]。我和同事维罗妮卡·欧文（Veronica Irvin）回顾了1980—2012年由美国国家心肺血液研究所和美国国家糖尿病、消化疾病与肾脏疾病研究所（National Institute of Diabetes and Digestive and Kidney Diseases）分别赞助开展的各项以"行为干预"主题的大型临床试验[49]，发现这些试验所得出的报告均满足科学方法学上的严苛要求。其中，四分之三的试验已在ClinicalTrials.gov网站完成注册（该网站是一个由政府运营的服务门户，要求研究人员在收集实验数据前公布对实验结果的预测，并指出所要考察的主要参数），这更提升了试验的严谨程度。在上述已注册的试验中，有84%报告了由客观检测得出的生理参数，其中81%的试验结果表明，行为干预对健康有显著益处。医学研究中最为可靠的检测方法——随机试验，也证实行为性干预对糖尿病预防、血压调节、体重控制等产生了积极影响。

　　上述研究结果令人振奋，但这还不是行为干预对健康有所影响的全面体现。前面的章节说过，生物医学干预对健康的作用不应仅表现为替代性指标数值的变动，更应切实体现为预期寿命的增长和生活质量的提升。那么，行为干预对健康的作用也应以相同的标准来要求，我们不只要表明行为干预在杜绝吸烟、调整饮食，规律锻炼方面的影响，还要进一步论证"行为干预可有效延长预期寿命并提升存活质量"。

然而我和欧文发现，当涉及"发病率"和"全因死亡率"时，行为干预试验的作用效果并不是很显著。在我们考察的行为干预试验中，约有 45% 的试验在报告中评估了发病率，其中 18% 的试验得出行为干预可显著降低发病率的结论；约有 24% 的试验在报告中评估了死亡率，但其中没有任何报告显示行为干预对全因死亡率产生显著影响[50]。尽管没有产生理想的数据结果，但应意识到，即使是主流的生物医学干预方案，在发病率和全因死亡率的降低方面也很少出现令人满意的结果，至少在降低发病率方面，行为干预试验的结果并不逊色于药物干预试验[51]。而在降低死亡率方面，正如第 3 章所述，美国国家心肺血液研究所曾发布的综述表明，2000—2014 年发表的所有试验（包括行为干预试验与生物医学试验在内）结果中，没有一例能显著降低全因死亡率。

当然，这不是在鼓励行为干预研究者安于现状。生物医学研究存在的缺陷不应成为行为干预研究的参照，卫生保健体系的各学科领域皆应提供高质量的临床研究。我们了解行为干预研究的价值与意义，更确信它经得起严格的事实检验。

但遗憾的是，NIH 对此持不同观点，尽管从 20 世纪 80 年代末至 90 年代初，美国参众两院的拨款委员会成员就一再对行为研究的资助规模表示担忧，并要求 NIH 提升对行为与社会科学研究的资助水平。1989 年，时任美国心理协会会长的桑德拉·斯卡尔（Sandra Scarr）参与美国国会听证会。她在发言中表示，NIH 在行为和社会科学研究方面的支出仅占整体预算的 3.17% 左右[52]，美国参众两院建议将支出占比合理上调至 10%[53]。NIH 主任伯纳丁·希利

（Bernadine Healy）在该年听证会上表示认同占比 10% 的提议[54]，之后会要求 NIH 的各研究机构就行为研究制定一项十年的开展计划。不过在回应拨款负责人的提问时，希利也表示，NIH 长期对行为研究的资助并非仅占 3.17%，可能是本部门自身的财务系统存在核算问题，才导致美国国会低估了 NIH 对行为研究的实际资助额度。如今，距伯娜丁·希利承诺的 10% 目标已过去 30 年，这项十年计划进展如何？

NIH 在承诺对研究支出进行精确核算后，推出了研究、症状和疾病分类（Research, Condition, and Disease Categorization，后简称RCDC）统计系统，用于反映 NIH 对 264 个研究类项的预算分配情况。RCDC 报告称，在 264 个类项中，行为和社会科学研究类项所得资助占比排名并不靠后，仅在 2015 年就获得了 36 亿美元的资助。NIH 网站的公开数据也显示，行为与社会科学研究类项与精神疾病研究类项或儿科研究类项获得大致相同的经费预算。那么，还有什么值得追究的问题？

问题在于具体的统计方法。在 RCDC 系统中，计算机程序根据在拨款声明中读取到的关键词频次来统计拨款的流向。一旦涉及某一类项的主题词出现且出现频次高于程序所设定的阈值时，系统就会将该笔拨款统计归至该类项。但存在一种可能的情况，即给 A 类项的拨款声明中含有大量关于 B 类项的主题词；对此，该笔拨款在被程序归入 A 类项所得经费的同时，也会被归入 B 类项的所得经费中。

例如，NIH 向"控制 2 型糖尿病"课题（属于糖尿病类项）拨付了一笔经费，但这笔拨款的声明中也将极少部分经费用于"通过行为干预来降低体重"的课题；结果，这笔拨款在被系统全额计入糖尿病类项的同时，也被全额计入行为类项、肥胖症类项及营养类项。如此一来，离奇的系统就将同一笔拨款金额进行两次、三次甚至五次的重复计算，使得 250 亿美元的研究预算变为报告中的 1600 亿美元。

在了解到这一弊端后，NIH 开展了一项内部研究来估计其实际支出（本书获取此项研究结果的过程完全遵照《信息自由法》的要求），研究通过新算法来估计每笔拨款中行为与社会科学研究的实际经费占比[55]。新算法不再计算全部类项所获得的拨款总额，而是计算各类项占拨款总额的百分比；在此方法中，各类项所占的拨款比重之和为100%。

以 2011 财年的数据为例，当时官方的 RCDC 系统显示，行为和社会科学研究类项的预算估值为 34 亿美元。将此数值除以 NIH 的整体研究预算，所得数值显示，对行为研究的资助约占 NIH 预算的15%。这显然严重高估了对行为和社会科学研究的实际投入。而用新算法得到的结果显示，真实的资助额度约为 6 亿美元，仅约占 NIH研究预算的 2.4%[56]。行为与社会因素对健康至少起到 50% 的决定性作用，如果对某一领域的经费支持与该领域对健康的价值贡献成正比，那么如今对行为与社会性研究投入的资金额度根本微不足道。

有调查显示，行为、社会和公共卫生研究只占生命科学工作的极小部分。另有分析指出，在 2014 财年，题目中出现"基因""基因组"或"遗传"的申请计划相比于没有此类术语但使用"预防"一词的申请计划，前者比后者多出 50% 的受资助概率。从 2004 年到2014 年，NIH 资助的项目名称中，"公众"或"大众"的出现比例下降了约 90%[57]。

医者有责

前面已论述了个人、公共机构和科研人员如何通过改善行为来增进健康。同样，医务人员也可以发挥其自身的重要作用。而遗憾的是，他们没有将这些可能的裨益落到实处。

近期，我与来自美国国家癌症研究所的学者格伦·摩根（Glenn

Morgan）共同整理了医疗支出纵向调查（Medical Expenditures Panel Survey）的数据结果。该调查面向全美国开展，主要关注受访者接受卫生预防服务的情况。调查数据反映，尽管吸烟是导致早亡的首要因素，但仅有半数成年吸烟者在近一年内曾被医生建议戒烟。18～44岁且学历程度和收入水平偏低的男性成为吸烟者的可能性更高，但被建议戒烟的概率更低。超过65%的老年（65岁以上）男性吸烟者被建议戒烟，相比之下，仅有31%的年轻（18～44岁）男性吸烟者被建议戒烟。西班牙裔受访者被建议戒烟的概率（33%）也低于非西班牙裔白种人（49%），对于前者，由吸烟所引发的健康问题较后者更为严重。在吸烟比例较低的美国东北部，56%的患者曾有被医生建议戒烟的经历，而在吸烟比例相对较高的美国南部，这一数字仅为44%[58]。尽管多种研究表明，循证医学干预能使戒烟成功率提升至24%～60%，但现实生活中，医生在明确建议患者戒烟时，通常不采用循证干预的模式[59]。这或许解释了为何吸烟群体尽管得到了医生"停止吸烟"的建议，但戒烟率仍旧不甚理想。

在非必要的情况下，医生可能也不会将"戒烟"作为首要倡议，而是会积极建议患者进行一些医学筛查。几乎所有受访者均反映，在近一年内曾被医生规劝接受癌症等疾病的筛查。尽管筛查对健康状况的影响不大，但如前文所述，筛查的益处远不及戒烟的成效。

医生也本可以更为积极地倡导患者规律运动。医疗支出纵向调查同样关注了受访者得到医生"锻炼建议"的情况，结果参差不一。2002—2010年的各项年度调查报告显示，非洲裔群体得到增强锻炼的建议频次在逐年增长，而白种人和西班牙裔群体得到此方面建议的频次没有发生明显变化。整体而言，在每年的调查中，不到60%的受访者表示曾有过"被医生建议加强运动"的经历。在美国这个超重居民人数占比达70%的国家，医生理应及时敦促患者积极开展体育锻炼。

小结

显而易见，行为是影响健康的关键因素。在过去一百万年里，尽管人类的基因未再发生明显的演化，但人类的生存能力与日俱增。我们通过多种手段来延长寿命，对医学理论的应用虽然是一种途径，但改善卫生条件、提升食品安全、创建适宜环境、贯彻保健行为才是提升人类健康的必由之路。

上述认知似乎是妇孺皆知的常识。然而，负责开展医疗保健干预研究并执行干预措施的政府-科研-产业复合体却对此常识置若罔闻，或许是因为没有人能因常识而获得"提出者"的殊荣。但科研工作者可以为这些常识的合理性提供研究佐证，首先要认真对待相关科学研究，才可能实现以患者为中心，而非以治疗为中心的均衡医疗体系。

7

前行之路

如果要描述科学的本质和运作原理，"尊崇实证"应该是最合适的答案。没有经验性的发现，就没有发表主张的资格，且唯有在事实证据的支持下，观点才具有合理性。这同样意味着我们要因循客观证据的指向来不断调整自身信念，当证据发生变化时，认知也要发生相应的转变。

70多年来，美国民众普遍认为：以预防和治疗为主的生物医学干预能有效保障健康。生物机制有其固定的运作方式，尽管可能遭受侵损、破坏、病菌感染，但所幸，它还可以通生物医学干预来得到修复与巩固。

在第二次世界大战末期，这种医疗保健模式相对合理。因为在发达国家中，传染病已得到有效控制，慢性疾病尚未以"流行病"的角色进入公众视野。这种暂时的理想状态被认为是科技进步（如疫苗和抗生素的研发与量产、外科技术的革新）所带来的结果。

而如今，我们应重新审视生物医学范式。医学理论和医疗实践的价值无须赘述，但更多证据表明，美国在保障健康方面效益日减。尽管政府会不懈寻求一切疾病的有效治疗途径，但若要改善全体民众的生活质量并节省全民医疗支出，仅靠治疗干预还不够，培养民众的健康意识才是根本。

民众深信政府足以胜任"全民保健"的任务。我对此暂不置可否，仅给出以下证据供大众自我评估这份信任的理智程度。在多数同等发达国家（公共服务领域投入多于卫生保健领域），民众的长寿状况日渐稳定，而在美国，民众与其他发达国家居民的寿命差距仍在扩大，且国民死亡率逐年上升（尤其是在最为贫困的社会阶层中）[1]。医疗资源的不平等加剧了各阶层民众健康状况的失衡态势，愿景宏大的生物医学项目总是黯然收场，而其他更可能增进健康的计划却因经费短缺而难以开展[2-4]。更为严重的是，对医疗干预的过高期望已成为医疗开支毫无上限的正当理由，卫生保健工作的支出几乎占据政府整体预算的五分之一[5]。如此分配的后果可想而知，在向医疗卫生领域投入巨额预算后，可用于支持国防、教育、交通等重要事业的经费已所剩无几[6]。医疗保健体系几乎垄断了用以实现美国梦（American dream）①的一切宝贵资源。

然而，公共卫生和医疗领域的工作者仍有意维持现状[7]。他们依据既往 30 年的证据，强调重点发展生物医学的合理性，而生命科学、社会科学、统计科学的研究者均在质疑这种"集中投资生物医学"的行为是否明智[8]。他们用研究调查结果论证政府失之偏颇的投入所造成的弊端，从而催生了新的意向、政策和优先发展事项[9]。只是，这一变革的过程较为缓慢。

我并非认为生物医学研究本身弊多利少，只是主张研究人员和广大民众应该共同探讨一些具体的方针，让科学理论能够合理地转化为有益公众健康的实质性成果。依照当前事实证据所进行的公开对话将更有效地推动各项事业的变革进程。

---

① 美国梦：指美国民众的一种精神理想，他们相信可以通过自身的勤奋、勇气、创新和坚韧来实现自由、民主、成就，以及阶级的向上流动。——译者注

远瞻未来

如果生物医学和医疗保健的理论并非全然可靠,那是否有可能将切实提升公众健康的研究领域作为优先发展事项?在导言中,我援引了尤金·斯图尔勒的观点,即由已故从政者所确立的重点资助事项多数在今日仍得到经费支持[10]。各项目一旦获得资助,就拥有了独立的运作机制,且在各年度所得预算数目也基本相同。所以,政府对医疗保健领域的资助始终居高不下。要改善民众的健康问题,就需要对生物医学研究和医疗保健有全新的认知视野,从本质上转变思维。

新视野下的卫学学研究和医疗保健体系将是何种面貌?本章后半部分将通过证据,表明相对适度的投资可能对美国民众的预期寿命和生活质量产生积极影响,也将探讨如何通过对医疗保健与生物医学领域的资助方式进行变革,来延长民众寿命,减少医疗事故,降低保健成本。

患者为本

对同一治疗效果的分析解读为何大相径庭?女性认为,定期接受乳腺 X 线检查就可规避乳腺癌的致死风险;高脂血症患者认为,服用他汀类药物就可以降低心脏病猝死的概率[11]。而如果以批判性视角分析,上述预防措施作用甚微[12]。接受乳腺 X 线检查的女性仍可能死于乳腺癌,服用降胆固醇药物的患者仍大量死于心脏病[13]。尽管预防措施可能会改变发病的可能性,但作用杯水车薪。

其实,这类观点上的差异可被解读为各方所聚焦的重点不同。卫生保健的目标绝非是让患者接受更多的医疗服务[14]。服务仅是工具,用以实现两个以患者为本的目标:延长预期寿命和提高存活质量。医疗保健工作应始终将患者利益置于首位。

以评估他汀类药物的试验为例，作为美国医生最常开具的血脂调控处方药，他汀类药物在 2011 年达到了 391 亿美元的全球销售额峰值。此后，尽管部分主导药品的专利特权已到期，但该类药物的整体年度销售额仍高达 250 多亿美元。他汀类药物在上市前，有关机构会通过开展多次系统性随机临床试验以验证药效，所得结果一致表明该类药物能够降低胆固醇水平，所以高脂血症患者的服药态度普遍较为积极[15]。但胆固醇水平仅是替代性指标，用以评估个体因高血脂而早亡的发生概率。即使在表明药物在降固醇方面成效显著的临床试验中，他汀类药物也无法提升以全因死亡率为衡量标准的存活概率。例如，ASPEN①大型临床试验表明，在为期 4 年的跟进评估中，实验组（服用他汀类药物）的死亡人数比例为 4.6%，而对照组（服用安慰剂）为 4.3%[16]。再如，为期 5 年的 AFCAPS/TexCAPS②临床试验，在随机分配服用他汀类药物的受试者中，2.4% 在研究期间死亡，而对照组中只有 2.3% 的死亡比例[17]。

我们在以不同的视角看待治疗的风险与裨益，而关注点的差异会导致对治疗效果的评价大相径庭。我倾向于将评判依据设定为前文所述的要点，即患者生命周期的延长和生活质量的提升。从医疗保健效价的评估到新药上市标准的制订，我们始终需要关注上述要点，从患者的角度来衡量利弊。

---

① ASPEN：全称为阿托伐他汀预防非胰岛素依赖型糖尿病患者发生冠心病的效果研究（Atorvastatin Study for Prevention of Coronary Heart Disease Endpoints in Non-insulin-dependent Diabetes Mellitus），该研究表明 2 型糖尿病患者每日服用 10 mg 的阿托伐他汀可将低密度脂蛋白胆固醇降低至指南所要求的正常范围。——译者注

② AFCAPS/TexCAPS：全称为美国得克萨斯州拉克兰空军基地威尔福德霍尔医疗中心开展的冠状动脉粥样硬化预防研究（Air Force/Texas Coronary Atherosclerosis Prevention Study），该研究证明每日 20～40 mg 的洛伐他汀可降低急性冠状动脉疾病的初发风险。——译者注

资源配置

是否唯有通过对生物医学领域的资金投入，才能最为有效地制订出延长寿命、增进健康的策略？换言之，在追求全民保健的过程中，我们是否合理地为生物医学以外的基础、临床和公共卫生领域配置了适当比例的资源？

我们是否应当搁置诸如基础、临床或公共卫生领域的研究？答案是否定的。在这些领域取得的进步能够极大地惠及民众的生活。例如，新兴的基因体外诊断技术可利用母体血液中的 DNA 提取物进行产前风险评估[18]，这项革命性的技术突破在婴儿健康状况改善方面发挥了重要作用。但取得进步的前提是获得公立或私营机构的经费支持。尽管社会与公共卫生研究为医疗保健知识的累积与治疗方案的改进做出了众多实质性贡献，但这些领域的价值却日渐不受重视。这种态势明显反映在近年来科研资源的分配问题上。目前的资源配置格局几乎可以说是在生物医学领域孤注一掷，我们看到的是既得利益团体在通过强权实现幕后操纵，而不是政府通过多样化的学科发展来切实惠及民众。尽管生命医学研究的贡献令人瞩目，但社会与公共卫生研究的价值同样不容忽视，后者在揭示"社会因素对人类健康的影响程度与机制"方面提供了关键的数据与理论支持[19]。科研资源的分配始终应以"改善公众健康"这一长远目标为导向，让生物医学与相关学科并行发展，以协同增进民众对健康意义的理解[20]。

已有充分研究论证了学科发展多样化的合理必要性，我们需更多地关注在重点资助范围之外的研究领域。尽管基础科学和社会科学当前均在政府资助之列，但正如第 6 章所述，行为和社会科学研究所占的预算比重可能不足 3%。而导致健康状况变化的因素中，至少有一半属于行为或社会层面。为了切实改善民众的健康，政府有必要重新规划预算分配，让更多资金流向通过应用社会和临床认知来解决预防和治疗问题的有效研究中，而当前的首要举措是将对社会科学研究的资助占比提升至整体预算的 10%。

学术磋商

美国国立卫生研究院所描绘的愿景是"将科研发现转化为治疗方案"。这正是当前对生物医学模式的理解。教科书更具体地解释了生物医学治疗疾病的两种路径：① 确定致病的生物性病原体，研制药剂将其消灭；② 识别机体的异常代谢情况，通过干预手段加以修正。比如个体在无法正常分泌胰岛素时，可通过注射替代性激素来维持血糖调节机制的运作，不过这种方式仅可用于胰岛素依赖型糖尿病等少数疾病。而实际上，这种由生物基础研究转化为医学临床治疗方案的主流叙事中存在着众多值得质疑的问题。

科学的关键性进步发生在民众与科研工作者对相关问题思路的反复评议过程中。"生物医学研究的当前走向""医疗保健的具体效益""社会因素对健康的影响程度"等议题值得持续探讨，对多元化视角的阐发以及对积极倡议的激励，均有利于科研体系的良好运行。在评价意见分歧时，应将重点放在各观点所依托的事实数据和论证方法上。

客观公正性是探讨过程得以推进的保障。医生和科研人员都不应受主流学术理论的影响[21]。因为多数领域的理论实质上仅是一种主张，且多数主张并非基于明确的事实证据，验证其效用的"客观检验标准"也是经由建构而形成。或许有人会持不同看法，认为不同领域就应该使用各自的数据和检验标准，这就是科研工作的开展方式。但我们应对各领域（从基础科学到临床治疗）理论的真实性持审慎态度，也应鼓励采用尽可能客观的证据来保障学术探讨过程的公开真实性。

透明性机制

本书指出的众多科研问题，其成因主要在于研究数据结果缺乏真实完备性。以往，科研人员在测得众多结果参数后，通常会将不支持本身论点的实验数据加以隐瞒，仅报告有效的统计结果。而如今，变革后的科研标准要求研究的登记和报告环节更加透明。我们发现，诸多曾被看好的医疗干预方式实际远不像前期所描述的那般有前景[22]。

透明性机制是令研究去伪存真的关键保障。近期，NIH 颁布的新政策要求人体实验研究的开展者必须进行"前瞻性注册"（prospective registration），即科研人员在研究开展初期需先提出预设，声明研究所要考察的主要结果参数，以避免报告中的结果数据受偶然因素的干预。此外，注册制度有助于明确研究的实际成效，也可避免研究被重复开展，可在一定程度上节省科研资源。尽管提交透明报告的要求合理易行，学术界却并未积极配合，3500 多名科学家联名签署反对意见信以抵制这项政策[23]。

提高药物和医疗产品监管的透明度同为必要。美国食品药品管理局是美国国内最重要的药品和医疗设备质量监管部门。近期，该局着手将部门内烦琐复杂的决策程序对外公开；此举也日渐被全球同类机构所效法。欧洲药品管理局（European Medicines Agency）等监管机构均采取类似措施，将决策制订所依据的相关信息公之于众。而在过去，最为关键的信息往往被置于公众视域之外。例如，医药制造商在申请产品许可证时，仅美国食品药品管理局可以看到相关临床试验的数据，公众无从获悉药物的实际疗效。而一项对上市药品的研究分析发现，在随机临床试验中，7 种药物的服用者在死亡率上高于安慰剂服用者，而只有其中 1 种药品的真实疗效被公开[24]。医学专栏作家珍妮·兰泽尔（Jeanne Lenzer）近期出版的著作就以"植入式医疗装置的安全性"为主题，通过实际案例讲述了多数经过合格审批的医疗装置在植入人体后所引起的负面作用：有些装置引发了躯体不良反应，而有些则造成了致命后果。民众自然对这类设备一无所知，但难以置信的是，医生在设备信息方面也是一知半解[25]。

针对这一问题，各机构研究人员联合制订了《美国食品药品管理局提升透明度草案》（Blueprint for Transparency at FDA）。该草案所包含的 18 条规划主要基于下列 5 项原则：① 公开关键申请环节的具体信息；② 公开美国食品药品管理局决策制订方面的细节；③ 公开申请和审查程序的信息；④ 纠正误导信息；⑤ 公开用于申请产品许可的科研信息[26]。

透明的机制为科学事业的良好运行奠定了基础。公民可通过信息公开原则借助美国食品药品管理局来维护自身权益。相较而言，最新出台的《21 世纪医疗法案》在鼓励透明机制方面收效甚微。该法案实质上没有任何条款明令禁止向公众隐瞒数据的行为，反而强调需要将药物迅速推向市场。

保健系统

美国加州大学洛杉矶分校的尼尔·哈尔丰（Neal Halfon）团队描述了 3 种医疗保健系统（表 7.1）[27]。首个系统（系统 1.0）诞生于 19 世纪，并成熟于以"细菌理论"为主要病因解释的时期。此阶段的医疗工作主要在医院开展，并以感染性疾病为治疗重点，且有较高的治愈率[28]。

在 20 世纪中叶前，该系统保持良好运作，急性传染病得到有效控制。第二次世界大战之后的系统（系统 2.0）主要关注非传染性、

表 7.1　尼尔·哈尔丰描述的 3 种医疗系统

特点	系统 1.0（过去）	系统 2.0（现在）	系统 3.0（未来）
关注重点	急性感染性疾病	慢性疾病	最佳健康状态
基本理论	细菌理论	多种风险因素	复杂系统–生命进程机制
时间跨度	较短	较长	跨世代
服务类型	疾病治疗	慢性病管理和预防	跨部门协调的多元服务
付费模式	医疗保险	预付福利	全民预防性投资
供应渠道	行业整体	企业团体	医疗网络
终极目标	减少死亡	延长无残障的生活	创造全民最佳健康状态

慢性疾病。医疗保健的开展机构从医院转移至初级保健诊所，诊疗机制是通过专业实验室开发的生物诊断技术来确定致病因素，并对各因素进行长期管控[29]。

　　尽管 1.0 和 2.0 版本的模式迥异，但却存在本质上的共通之处，即均以"多数疾病存在相应的病原体"为预设条件。然而，自 20 世纪后期，随着研究的深入开展，一个事实日渐得到科学界的正视：健康状况是复杂生态环境的产物，社会性、经济性、行为性因素在其中的作用毫不亚于生物性因素[30]。

　　哈尔丰认为，系统 3.0 的出现是大势所趋。该版本不再是医疗卫生系统，而是全面保健系统。在未来，系统的重点将由治疗疾病和规避风险转移到实现身心全优状态的目标上。3.0 版本系统既考虑病原体和风险因素，同时也关注生命的其他维度。它并非仅针对个体在患病阶段的状况，而是更普遍重视全生命周期的质量提升[31]。新系统的目标不再仅是治愈某类顽疾，而是要有效增进全民健康。验证成效的依据将是国民的健康状况，而非天价药物的上市数量。

　　系统的更迭，实质上是思维模式的转变。我们仍会将医疗视为提升健康的措施，但同时也会将目光投向学校、社会服务和环境监管机构。保障儿童健康的方式将不再限于接种疫苗和体检筛查，还包括将孩子引向能充实头脑的教育和书本，引向有益身心的课外活动，引向积极自律的生活方式。这些干预措施可提升生命进程的整体质量[32]。尽管开展上述措施也会有所花销，但费用远不及慢性疾病的治疗支出[33]。

贾勒特·贝里（Jarett Berry）团队发表在《新英格兰医学杂志》上的研究同样体现了关注生命整体进程的重要性。该团队收集、整理了涉及 257,384 名成年参与者的 18 组研究数据，并重点分析了 72,811 名年龄不超过 55 岁的两性群体。研究发现，55 岁前没有任何心脏病风险因素的个体在 80 岁之前的心脏病死亡率显著偏低。就 55 岁无吸烟嗜好的男性而言，如果从未罹患高血压、高胆固醇和糖尿病等风险疾病，其一生中患心脏病的概率为 3.6%，而对患有至少两种或以上风险疾病者，这一数字为 37.5%。就 55 岁的女性而言，如果不曾患有风险性疾病，其心脏病的罹患风险为 1%；对患有至少两种风险性疾病者，这一数字为 18.3%[34]。

另有研究表明，超重或肥胖儿童在其一生中，体重会持续增加；40 年后，相比于体重正常的同龄人，早年存在体重问题的个体在身体功能方面的表现明显更差[35]。

遵循健康的生活轨迹裨益良多，不仅能规避慢性疾病死亡的风险，还可终身具备正常活动的能力，更能延缓潜在疾病的发生。这既可让患者避免病痛的折磨，亦可令家属降低临终关怀的成本。已有分析表明，若能将阿尔茨海默病（需长期治疗）的罹患时间推迟 5 年，患者人均可节省 50 万美元的医疗支出[36]。

卫生医疗系统的主要职责是在个体出现疾病时尝试恢复其生命功能；而保健系统则致力于维护个体长久的身心健康状态，确保身体不会轻易出现疾病。达成后一种系统的目标更需要科学家和民众的齐心协力。

公共政策

系统 3.0 的核心思想启发我们可通过法规来保障民众获得优质教育和住房条件的资格，从而间接提升民众健康。

我们需要着力改善的是流浪者收容的问题。尽管无法确切估计流浪者的数量，但较为可信的评估数据显示，美国的流浪者群体约有 55 万人。其中，约有三分之一彻底无家可归，也没能得到慈善或社会福利机构的临时收容，且 35% 左右的流浪家庭携带有未成年子女[37]。流浪者面临着多重健康问题，多数人罹患慢性精神疾病，这转而加剧了身体状况的进一步恶化[38]。有证据表明，流浪者的预期寿命约为 50 年，比美国有固定住所的居民少 30 年左右；45～64 岁的流浪者相比于同龄的普通居民，其全因死亡率是后者的 4.5 倍[39]。

根据美国国家流浪者收容联合会（National Alliance to End Homelessness）的数据，夏威夷的流浪者比例居全美之首。该州议员乔希·格林（Josh Green）是一名急诊科医师。他提议将"无家可归"视为一种亟需救治的"疾病"，从而让医师有资格为流浪者开具"安置需求证明"。前期已有分析表明，这种方式可有效节省医疗补助成本[40]。夏威夷非营利性组织"援助之手"（Helping Hands）的一项研究同样指出，流浪者若能得到良好的安置，相应的医疗救治费用将下降 43% 左右[41]。更有权威医学研究表示，就国家医疗与财政层面而言，由政府出资解决流浪者收容问题的做法相对更为合理[42]。在 2017 年（本书撰写期间），夏威夷立法部门已同意将格林的提议合法化；同年 3 月，出于众多因素，该合法化进程被暂缓，将在日后继续推进。

日渐增多的证据表明，投资公共服务能够显著降低医疗保健成本。以遍及美国各个县镇的"区划型老龄服务机构"（area agencies on aging）为例，此类机构主要为老龄群体提供公共服务，且均与医疗保健部门缔结了合作协议，只是协议的正式程度有所差别。美国耶鲁大学的阿曼达·布鲁斯特（Amanda Brewster）团队根据全国老龄机构的普查数据，对比了各社区在服务机构出现前后老龄群体的住院及返院情况[43]，发现自设立这类机构后，高龄居民的住院和返院比例显著降低。此外，老龄服务项目的开展帮助社区减少了不必要的疗养院（nursing home）遣送工作，疗养院的安置比例明显下降。

尽管上述研究表明，投资公共服务领域可有效节省卫生保健体系的开支，然而，当前面临的问题是资金的需求方与收益方并不属于同一领域。亟待资金投入的是公共服务体系，而能够获得受益的是卫生保健体系。如果存在一种高度协调的调度机制，资金或许能够在不同体系间流转，从而降低医疗保健系统的运营成本，提升公共服务系统的运作效率，改善患者群体的身心状态。遗憾的是，不同体系间相互调度资金的情况在现实中几乎不存在[44]。

政策制定者通常有意避免以某一机构的预算来承担另一机构的开销。这也解释了为何"非医疗干预服务"不在医疗保险项目（包括联邦医保和联邦医助）的报销范畴，但这些服务实际能够提升最终的收益。有时，相对简单的非医疗干预可以显著降低医疗成本，譬如"社区就地安老，长者颐养晚年"项目（Community Aging in Place, Advancing Better Living for Elders，简称CAPABLE）。该服务项目主要面向体力不济且收入偏低的老龄群体，该群体在医疗保健方面开销不菲，部分原因在于以急性疾病治疗为主的医疗体系无法充分满足老龄群体的照护需求。而在CAPABLE服务项目的体系中，每个服务小组包含治疗师、护士和护工三类成员，跨专业的团队首先通过上门访察的形式了解受服务对象因活动能力受限而引发的具体问题，再据此制订相应的解决方案。相关调查表明，与未接受CAPABLE服务的对照组相比，接受该服务的观察组在支付相关费用后，每月仍将节省 867 美元的医疗支出[45]。

机构内部对所需发展事宜的优先度排序也同样重要。从 2009 年到 2017 年，在主任托马斯·弗里登（Thomas Frieden）的领导下，美国疾病控制和预防中心的表现堪称业内典范。该机构重点围绕可导致疾病、伤残及死亡的六个层面（吸烟、早孕、艾滋病、外科手术感染、创伤、儿童肥胖）制订了全新计划，并建立了多方合作。

到弗里登离任时，部分工作已成绩斐然。在 2008 年，成人吸烟比例为 20.5%，而到 2015 年，这一数字为 15.1%。2009 年，每 1000 名少女中有 37.9 名早孕，而 2015 年的数字为 22.3。对艾滋病病毒感染病例的诊断与认知水平也有所提升。中央静脉相关手术的局部感染率下降，不过还未达到目标水准。也有一些领域难见成效，特别是在儿童肥胖率的控制方面[46]。童年肥胖的危害将影响终身，期望该中心及其合作部门可从不甚理想的结果中吸取经验，进而改善日后的工作。

实践转化

仅发现有效提升健康的方法还不够，因为从理论到实践的转化往往存在难度。可切实带来保健裨益的方案始终得不到推广，政府仍在将数十亿的经费投入生物医学，以实现特效药治疗效果的轻微提升。用以提升民众健康的机会被反复错失。

已得到有效验证且极具治疗前景的保健方案实有不少，这些方案可在降低医疗成本的同时增进健康，但将其付诸实践的过程曲折漫长。新方案的批准必须经过同行评议、资助申请、系统性研究调查、综合同类研究、循证性临床认证等环节，整体过程平均历时 17 年[47]。在 17 年内得以成功获批的类型往往是专利药治疗方案。受丰厚利益的驱动，制药公司通过高额投入来确保其产品能较早出现在处方中；而社会与行为层面的治疗方案根本无法与之比肩，因为其中鲜有利润，用 17 年通过审批已是最为理想的结果。针对这一问题，被称为"实践科学"①（Implementation Science）的新兴学科领域正在着手提出可行的解决方案[48]。

学术协作

尽管鼓励各研究领域开展跨学科合作，但由于各领域学者隶属不同的机构，阅读不同的文献，参与不同的会议，学科间的理论方法和专业术语难以互通，所以多数研究者实质上仍在自己的学科孤岛上各行其是。然而，如今的情形正在发生扭转。NIH 已在着手启动"我们全体"项目（All of Us initiative），预计招募至少 100 万名志愿者，康健或患病个体均可参与。该项目将通过采集、分析大量信息，找出"影响健康的决定性因素"（包括遗传和社会环境因素），并将根据外在环境、内在遗传、保健行为及环境和遗传风险因素间的复杂交互作用来制订衡量疾病风险的一系列标准。项目将依托手机等移动设备收集数据，并在保障参与者隐私的前提下，将数据提供给广大科研人员。最关键的意义在于该项目的发起将为"跨学科研究"提供全新的机遇与平台[49]。

医疗效价

对"社会与行为性因素如何影响健康"的深入研究终将使美国受益匪浅，这是纵贯本书的理念。已有证据表明，基于社会与行为性研究而设计的卫生体系将通过关注更多元的健康决定性因素来提升保

---

① 实践科学：以提高医疗质量和效用为目的，研究如何促进科研成果被应用于日常实践的学科理论方法。——译者注

健水平。其他发达国家的较低成本的医疗体系已验证了这一事实[50]。不过，尽管从长远角度看，改革能够节省资金，但在短期内也会有所花费。如何解决改革的经费问题？可行的策略是通过减少医疗系统中的非必要性开支来节省资金。2013年，美国医学研究所估计，在保健领域，由低效所造成的年均损失约为7500亿美元[51]。这意味着，近四分之一的医疗支出付诸东流。唐纳德·伯威克（Donald Berwick）和安德鲁·哈克巴特（Andrew Hackbarth）经分析得出造成浪费的六种系统性弊病[52]。

弊端之一：医疗服务（预防与护理）问题。由于预防保健工作的缺失，患者逐渐形成久治不愈的慢性疾病，而预防的成本实际上远远低于慢性疾病常年所需的治疗费用。由于在改进护理质量方面缺乏适度投资，患者屡屡出现并发症，进而产生更多的治疗需求。结果，医疗服务问题造成的损失每年高达1020亿～1540亿美元。

弊端之二：治疗（照护）工作不协调。该问题同样会导致患者再次入院或出现并发症。要协调开展治疗工作，首先应确保医务人员间沟通无碍；其次应通过电子设备等技术工具避免医疗记录上的失误，使用标准电子格式的医疗服务系统（如退伍军人管理局医疗系统）中就少有失误记录[53]。据研究估计，每年由照护协调问题造成的损失达250亿～450亿美元。

弊端之三：过度治疗的偏好。患者往往会接受非必需的照护、多余的手术和过量的抗生素[54,55]。各地的医疗服务在数量上的显著差异就反映出医务人员在擅自抬高诊治成本[56]。举例来说，尽管美国各地民众对临终关怀的需求没有明显区别，但在某些地区，临终关怀的给予频次要远高于其他地区[57]。而每年由此造成的损失高达1580亿～2260亿美元。

弊端之四：繁冗的医务管理体制。医疗保单内容复杂、保险政策前后不一、确定患者是否有资格获得医疗服务的环节琐碎，以上皆是导致医疗体系开销巨大的关键原因。医务体系设立了专职岗位来处理患者的医疗覆盖范围和具体业务，而该岗位人员的聘用成本实质由患者所担负。

临床医师认为，医疗"形式主义"的风气加剧了医疗管理成本的失控性增长。据知情人士透露，一名医生一年要花费 4 万多美元来收集"体现医疗质量有所改进"的数据，这意味着医师群体每年要花费 150 多亿美元来获取一串并无实用价值的数字[58, 59]。改进医疗质量本是为了救治生命，但一些做法已令这一目标的性质发生了扭曲。

哈克巴特和伯威克估计，由管理体系的繁冗所造成的成本耗费每年为 1070 亿～3890 亿美元。而其他国家之所以未在该方面有如此高的成本，很大程度上是由于其医疗管理体系相对精简集中[60]；一体化模式有效简化了管理流程，从而削减了管理成本。

弊端之五：不合理的医疗定价。每年由此造成的资金浪费高达840 亿～1780 亿美元。在美国，医疗服务的价格并非依据其实际的成本而定，且价格变化似乎不受行业竞争的影响。由于医务机构和患者之间的契约关系不同，同一医疗服务的价格差异较大。非医保患者可能要将 10 倍于正常价格的费用交给中介支付方①，即使医疗供应方无意向患者索要高额费用或仅需收回成本[61]。在美国，一些医疗检查的费用比其他国家要高一个数量级，医师和患者均对原研药及仿制药的实际成本知之甚少，这进而导致了不必要的开支[62]。

弊端之六：欺诈和资源滥用。例如，供应商试图利用系统漏洞，以虚假的计费方案来牟取暴利。欺诈行为并不常见，但只要有存在的可能，就需加以防范，而用于反欺诈的软件系统和核算服务却造价高昂。哈克巴特和伯威克估计，每年由欺诈行为造成的损失和反欺诈措

---

① 中介支付方：美国医疗产业为第三方支付机制，即患者—中介支付方（第三方）—医疗服务供应方。——译者注

施所需的成本共计约 820 亿～ 2720 亿美元。所以更有必要精简行政流程并集中管理体系，以减少欺诈造成的损失和反欺诈成本。

整体而言，医疗体系因以上弊端，每年的成本耗损为 558 亿～ 12,630 亿美元，这仅是基于 2011 年的数据信息所得出的估值（图 7.1）。而反映当前情况的数值可能会更高。

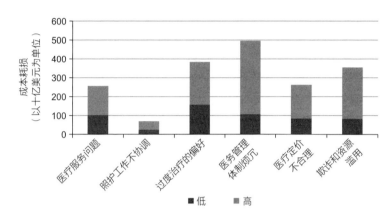

图 7.1　唐纳德·伯威克和安德鲁·哈克巴特计算的 2011 年医疗卫生领域中各种成本耗损的最高和最低估值（以十亿美元为单位计），深色立柱的顶部表示最低估值，浅色立柱顶部表示最高估值。

如果能够消除所有非必要且无意义的成本损耗，节省下的费用将大致相当于政府用于公共教育的预算额[63]。这在短期内远无法实现，不过可以在不影响民众健康的前提下，尝试逐步削减上述开支。由此节省下的费用可作为"社会行为性因素与公众健康"领域的研究经费。证据显示，该领域所获得的经费如果能占美国国立卫生研究院整体预算的 3%，就可以开展更为全面的研究。

可行的方案

整体而言，哈克巴特和伯威克提供的策略仍较为笼统。不过，也有基于事实证据而提出的具体方案。若该方案得以实施，所节省的成本将相当可观。美国斯坦福大学的临床卓越研究中心（Clinical Excellence Research Center，简称 CERC）提出了系列干预措施，力求在对患者无负面影响的前提下降低医疗体系的支出。该研究团队每年都会对医疗服务体系中的某一具体问题进行深入研究。团队成员通常是青年医师或具有博士学历的临床研究者，每三名成员为一组，对医药或外科的高成本领域开展调查。表 7.2 总结了研究涉及的多项问题。各小组根据事实证据，就每项问题皆给出三种切实的解决方案。表 7.2 同时显示了各组所研究问题的当前成本、可能用于解决该问题的策略及可能节约的成本额。分析方案的给出严格遵照了以下核心前提：① 以高质量的研究证据为分析基础；② 兼顾患者的健康权益和就医偏好。

以晚期癌症的治疗为例，美国每年在此方面的支出约为 1500 亿美元，对该病的治疗通常在医院里开展。但斯坦福大学的分析表明，相比待在让人倍感孤寂的医院，多数患者更愿意在有亲属关怀的家中接受治疗。CERC 团队对此给出的解决方案为：合理依照患者意愿，有效应用病痛管理 ① 模式，在患者家中或住所附近开展治疗。若方案得到施行，预计每年可节省的医疗成本高达 370 亿美元。

再以卒中护理为例。如今，政府每年用于护理卒中患者的支出约为 480 亿美元。一些卒中患者会由于应急救治不当而失去活动能力。卒中发生后，患者每分钟约损伤 200 万脑细胞，多数发病患者可通过迅速服用溶栓药物以脱离险境。但如果卒中的引发因素是脑出血而非缺血，服用溶栓药物无疑是雪上加霜。因此，需对发病机制开展多环节评估（如头部 CAT 扫描）。CERC 团队在对评估过程开展长期

---

① 病痛管理：也称病痛医学，采用跨学科的方法减轻痛苦。病痛管理团队包括医生、药剂师、临床心理学家、物理治疗师、医生助理和护士。——译者注

表 7.2 在保障患者安全的前提下，减少医疗成本的策略

疾病或问题	年支出（美元）	策略	预计节约成本（美元）
晚期癌症治疗	> 1500 亿	逐步实现目标 病痛管理 在家中或附近开展化疗	370 亿
慢性肾脏病管理	3150 亿 [a]	早期积极治疗 协调照护 根据患者的意愿调整治疗，如在家中进行腹膜透析	630 亿
卒中护理	480 亿	成立应急小组，缩短溶栓药物的使用时限以高质量的家庭护理替代医院护理督导患者服用预防性药物的护士	28 亿
门诊手术治疗	2090 亿	通过决策助理解决过度用药问题 将手术中心的工作时间延长为每周 7 天，每天 18 小时 简化手术流程，协调转诊	450 亿
脊柱护理	860 亿	为低风险患者提供分诊治疗 重视身体、心理和社会风险因素 使用决策共享工具	215 亿
重症监护	2140 亿	在非 ICU 病床上安装非接触式监护仪 设立流动监察小组，以迅速作出应急反应 防止非必要的 ICU 入住（约占所有病例的 65%）	420 亿
肥胖症	3290 亿	风险评估和行为干预 低成本指导，提供切实减肥方案 低成本技术，进行控制管理	380 亿

资料来源：adapted from Stanford Medicine Clinical Excellence Research Center, http://med.stanford.edu/cerc/innovative-care-designs/care-delivery-designs.html。

注：[a] 医保预算的 25%。

调查后认为，可精简评估环节，简化后的程序已被加利福尼亚州的凯泽医疗采用，且有望在北加利福尼亚州的康特拉科斯塔县（Contra Costa）得到推广。除了要及时合理地应对卒中事件，该团队还提议对卒中患者尽可能采用高质量的家庭照护而非医院照护，医疗机构也需要设置专门的护士岗位以督导有高卒中概率的患者按医嘱服用预防性药物。上述建议若能得到实施，预计每年约节省 28 亿美元。

最后再以重症监护病房（intensive care unit，简称 ICU）的设置为例，美国在此方面的支出占据 0.75% 的 GDP，而其他国家在重症监护上的投入显著低于美国，救治效果却更佳。在调查这一问题时，斯坦福研究人员通过各监护室主任了解到，入住监护室的患者中，40% 的病情尚未严重到需配备一名全职护士进行全程照料的程度；而另外有 25% 的患者确实危在旦夕，却可能无法及时获得充足的医疗资源。对此，斯坦福研究团队建议使用现代技术设备监测医务人员不足的病房区域，一旦患者出现问题，医疗资源就有机会被迅速调遣。此外，还应对患者的病情进行评估，以减少不必要的 ICU 入住。目前 ICU 中约有 65% 的患者实际未符合入住标准。研究表明，若能实现以上倡议，每年至少可节省 420 亿美元。

哈克巴特和伯威克及斯坦福团队的研究，分析了建构系统 3.0 的潜在资金来源。从行为和社会层面开展保健措施必然需要巨额资金的投入，但全新的系统将会以整体上更少的花销来实现民众更高的健康水准目标。制订预算再分配的决策总是相对棘手，但如果能以事实论据为客观指导，合理配置资源，最终就能以更低的成本实现更高的目标。

小结

我们必须结合影响健康状况的多重因素，对造价不菲却绩效平平的医疗保健系统予以改造。尽管目前尚未制订具体的变革措施，但可以明确的是，单纯依托生物医学路径将会使众多影响预期寿命和生活质量的关键因素长期得不到重视。尽管美国民众拥有优质的医疗保险福利，尽管通过降低生物风险因素来预防疾病的方案也并非全然无效，但通过该方案来实现全民健康的代价过高。现在，各方已逐步意识到，有必要将全因死亡率和影响健康的社会与行为因素考虑在内，但形成相关意识并不等同于拥有实际的解决策略。这里并非意指科研、临床、社会各界对现状皆束手无策，只是个人认为，负责保障公共卫生的主要机构还未承担起应尽的职责。

美国的医疗保健体系以应用生物医学见长，只要该体系的弊端不影响其自身获得巨额投资的能力，只要患者能够承担优质保健服务的高昂费用，医务人员在治疗（照护）方面就会有极其出众的表现。而在通过改善社会与行为因素以提升健康方面，医疗体系却鲜有作为，尽管这类因素才是造成民众健康问题的根源。

在某种程度上，我们可以从保健系统的运行终端，即"医生治疗患者"的环节来着手改进。不过，更有效的做法是从科研环节开始修正。我们的确需要继续开展生物医学研究，只是应以"多学科研究同步开展"的模式为基础前提。科研领域需要增加的不是支出，而是多向的支出渠道，政府应通过增加科研优先项来拓展用以提升健康的有效途径。此外，在医疗成本节约和预算再分配方面，已有合理且切实的规划，对保健方式的变革将帮助我们以更为低廉的医疗成本取得更具实效的健康收益。而这一切皆有待日后的实践。未来，我们任重道远。

附　　　录

引发死亡和重大疾病的"实质原因"和
由此所反映出的"行为-健康"关联

关联 1: 行为因素、环境因素与遗传因素三者间的交互影响

吸烟: 个体出现吸烟行为并发展成瘾的过程受到环境因素和遗传因素的影响[1]。

饮食: 研究表明, 环境因素比遗传因素更能影响个体对食物的偏好[2]。

运动: 针对双胞胎开展的研究发现, 肥胖遗传风险较高的个体只要长期坚持高强度运动, 其肥胖症罹患率也会较低[3]。

饮酒: 个体在孩童时期遭受的虐待经历会加剧其在成年后的饮酒和反社会倾向[4]。

心血管疾病和糖尿病: 5-羟色胺转运蛋白基因对心血管风险的影响程度取决于压力和环境因素[5]。

癌症: 对膳食营养和生活方式的积极干预可减少男性前列腺癌基因的表达和肿瘤的发生[6]。

艾滋病病毒 / 艾滋病: 在携带艾滋病病毒的猿类模型中, 个体社交能力、社会环境的稳定程度、血清素转运蛋白基因的基因型三者相互作用, 共同影响艾滋病的罹患风险与发病进程[7]。

关联 2： 行为对健康的影响

吸烟：美国卫生局局长的历年报告得出一致结论：吸烟是导致癌症、心血管疾病、肺部疾病及早亡的主要原因[8]。

饮食：系统性综述指出，肥胖可引发高血压、高脂血症、糖尿病、心血管疾病及部分类型的癌症[9]。

运动：随机试验和系统性综述认为，运动与全因死亡率的降低[10]，以及与慢性疾病和乳腺癌的发病率降低相关[11]。

饮酒：过量饮酒与交通事故、凶杀、自杀、溺水等相关。长期酗酒会导致心脏病、癌症、酒精性肝病及胰腺炎。怀孕期间饮酒会导致胎儿罹患酒精综合征，该病是导致精神系统发育迟滞的主要原因[12]。

心血管疾病和糖尿病：饮食和肥胖是诱发糖尿病和心血管疾病的高危因素[13]。

癌症：系统性综述、荟萃分析、大型前瞻性研究和随机试验的结果均将罹患癌症与不良饮食、缺乏运动、吸烟、压力和社交孤立相关联[14]。

艾滋病病毒 / 艾滋病：大量证据一致表明，慢性抑郁、压力和创伤经历均可能提升艾滋病病毒的罹患风险[15]。

关联 3： 行为干预和疾病预防

吸烟：一项大型多中心试验表明，间歇性戒烟也能大幅降低死亡率，即使最终只有少数患者能彻底戒烟[16]。

饮食：系统性综述和随机试验表明，童年时期进行饮食的干预对体重增加的遗传、减重的维持[17]和胰岛素抵抗[18]有积极影响。

运动：对于缺乏运动且有 2 型糖尿病罹患风险的超重女性，如果能够每天行走 1 万步，连续 8 周，就可以改善糖耐量，降低收缩压和舒张压[19]。

饮酒：就酗酒孕妇群体而言，接受 15 分钟戒酒治疗的实验组提升了自控能力，戒酒概率比对照组增加了 5 倍，所生育的婴儿具有更高的出生体重和出生身高，新生儿死亡率从 2.9% 降至 0.9%[20]。

心血管疾病和糖尿病：健康饮食、减重与规律运动可以降低高风险人群的糖尿病罹患率[21]。

癌症：大量前瞻性纵向研究和荟萃分析表明，体育锻炼有利于降低结肠癌风险[22]。

艾滋病病毒／艾滋病：美国预防服务工作组建议对所有有性生活的青年和成人开展全面、系统的性行为教育指导，以降低性传播疾病风险[23]。

关联 4：行为干预对疾病管理能力的提升

吸烟：通过自我管控策略（例如，设定戒烟日期及应对烟瘾的措施）帮助民众戒烟[24]。

饮食：随机行为干预表明，同侪营养教育（peer nutrition education）① 对拉丁裔群体的糖尿病自我管理方面具有积极的影响[25]。

运动：随机临床试验表明，运动可降低糖尿病患者的糖化血红蛋白水平[26]。

饮酒：带有回访性质的短期戒酒指导会令酗酒者在至少 6 个月时间内适度减少酒精摄入[27]。

心血管疾病和糖尿病：糖尿病自我管理项目改善了个体（包括高

---

① 同侪营养教育：以"膳食营养"为主题的指导活动，其中教育者与受教育对象具有相同的社会经济地位及类似的文化与社会生活经验，因而较易实现信息的有效互通，达到教育的目的。——译者注

龄群体和少数族群）的疾病管理和代谢调控能力[28-30]，且减少了并发症[31]及心脏病、卒中和心血管疾病的死亡率[32]。

　　一些干预措施致力于全面改善冠状动脉疾病患者的生活方式，减缓冠状动脉粥样硬化的发展进程，降低心脏事件的发生概率[33]，还可促进戒烟、提升生理功能、降低低密度脂蛋白胆固醇与全因死亡率[34]。

　　癌症：对癌症患者开展的随机试验表明，体育锻炼可增加化学治疗期间的生命机能、促进骨髓功能的恢复、减少外周血造血干细胞移植过程中的并发症并减轻由放射治疗和化学治疗造成的乏力等症状[35]。

　　艾滋病病毒/艾滋病：行为干预措施提升了患者对药物治疗方案和疾病管理的依从性[36]。

关联 5：社会心理干预和行为干预对生活质量的改善

　　吸烟：与吸烟者相比，戒烟者的生活质量得到显著提升[37]。

　　饮食：在随机试验中，受试者的生活方式在得到干预后，其营养状况得到改善，抑郁症状得到缓解[38]。

　　运动：随机试验显示，运动可改善老年人群等的生活质量[39]，还可改善乳腺癌幸存者的生活质量并减少疲劳症状[40]。

　　饮酒：认知行为治疗可以改善酗酒者的睡眠，缓解其抑郁、焦虑的状态，提升其生活质量[41]。

　　心血管疾病和糖尿病：在心血管疾病或糖尿病患者中，对行为性疾病的综合管理干预措施可改善各种临床指标、减少一般的痛苦和抑郁症状[42]、改善情绪、提升社交能力[43]、减少焦虑[44]、提升整体生活质量[45]。

　　癌症：社会心理干预与减少心理困扰、缓解治疗中的疼痛和恶心感受、改善免疫系统的调节机制、提升生活质量有关[46]。

艾滋病病毒 / 艾滋病：压力管理干预措施可改善患者的情绪状况和生活质量[47]。

关联 6："健康增进计划"可改善民众的健康

吸烟：加利福尼亚州反吸烟运动通过开展预防青少年吸烟计划、提供戒烟服务和增收烟草税等措施，使吸烟率、心血管疾病的发病率[48]、肺癌死亡率均有所降低[49]。

饮食：健康教育活动的开展、食品政策的鼓励、生活环境的改善，可显著提升民众的膳食状况[50, 51]。

运动："步行上学计划"让更多学生步行或骑车上学。提供健身步道已被证明可以为民众增加运动机会[52]。

饮酒：降低社区内售酒商家的分布密度可减少民众的酒水消费；强制禁止向未成年人售酒可减少该群体的酒精摄入[53]。

以上信息来源：Reformatted from Edwin B. Fisher, Marian L. Fitzgibbon, Russell E.Glasgow, et al., "Behavior Matters," *American Journal of Preventive Medicine* 40, no. 5 (2011), table 1。

参考文献

导言

【1】 E. J. Emanuel, "How Can the United States Spend Its Health Care Dollars Better?" *JAMA* 316 (2016): 2604–2606.

【2】 Francis S. Collins, "Testimony on the Fiscal Year 2012 Budget Request before the Senate Committee," National Institutes of Health, May 10, 2011, https://www.nih.gov/about-nih/who-we-are/nih-director/fiscal-year-2012-budget-request-senate.

【3】 M. J. Joyner, N. Paneth, and J. P. A. Ioannidis, "What Happens When Underperforming Big Ideas in Research Become Entrenched?" *JAMA* 316, no. 13 (2016): 1355–1356.

【4】 A. Case and A. Deaton, "Rising Morbidity and Mortality in Midlife among White Non-Hispanic Americans in the 21st Century," *PNAS* 112, no. 49 (2015): 15078–15083.

【5】 S. H. Woolf and L. Y. Aron, "The US Health Disadvantage Relative to Other High-Income Countries: Findings from a National Research Council/Institute of Medicine Report," *JAMA* 309 (2013): 771–772.

【6】 S. H. Woolf, "The Big Answer: Rediscovering Prevention at a Time of Crisis in Health Care," *Harvard Health Policy Review* 7 (2006): 5–20.

【7】 A. Fenelon and S. H. Preston, "Estimating Smoking-Attributable Mortality in the United States," *Demography* 49 (2012): 797–818.

【8】 D. D. Abrams, A. M. Glasser, A. C. Villanti, and R. Niaura, "Cigarettes: The Rise and Decline but not Demise of the Greatest Behavioral Health Disaster of the 20th Century," in *Population Health: Behavioral and Social Science Insights*, ed. R. M. Kaplan, M. L. Spittel, and D. H. David (Rockville, MD: Agency for Healthcare Research and Quality and Office of Behavioral and Social Sciences Research, National Institutes of Health, 2015), 143–168.

【9】 R. M. Kaplan and V. L. Irvin, "Likelihood of Null Effects of Large NHLBI Clinical Trials Has Increased over Time," *PLOS One* 10 (2015): e0132382.

【10】 P. Kellner, "Do Britons Understand the U.S. Better than Americans?" YouGov, January 25, 2013, https://today.yougov.com/topics/politics/articles-reports/2013/01/25/do-britons-understand-us-better-americans.

【11】 C. E. Steuerle, *Dead Men Ruling: How to Restore Fiscal Freedom and Rescue Our Future* (New York: Century Foundation Press, 2014).

【12】 E. H. Bradley, B. R. Elkins, J. Herrin, and B. Elbel, "Health and Social Services Expenditures: Associations with Health Outcomes," *BMJ Quality and Safety* 20 (2011): 826–831.

【13】 A. L. Kellermann and F. P. Rivara, "Silencing the Science on Gun Research," *JAMA* 309 (2013): 549–550.

1. 美国未达均值水准

【1】 V. Bush, *Science: The Endless Frontier* (Washington, DC: Office of Scientific Research and Development, 1945).

【2】 V. R. Fuchs, "Social Determinants of Health: Caveats and Nuances," *JAMA* 317 (2017): 25–26.

【3】 Fuchs, "Social Determinants of Health," 25–26.

【4】 D. A. Kindig and E. R. Cheng, "Even as Mortality Fell in Most US Counties, Female Mortality Nonetheless Rose in 42.8 Percent of Counties from 1992 to 2006," *Health Affairs* 32 (2013): 451–458; A. Case and A. Deaton, "Rising Morbidity and Mortality," in Midlife among White Non-Hispanic Americans in the 21st Century, *PNAS* 112 (2015): 15078–15083. Even as mortality fell in most US counties, female mortality nonetheless rose in 42.8 percent of counties from 1992 to 2006.

【5】 The name of the Institution of Medicine changed to National Academy of Medicine in 2015.

【6】 Institute of Medicine, *For the Public's Health: Investing in a Healthier Future* (Washington, DC: National Academies Press, 2012).

【7】 U. E. Reinhardt, P. S. Hussey, and G. F. Anderson, "U.S. Health Care Spending in an International Context," *Health Affairs* 23 (2004): 10–25.

【8】 E. M. Crimmins, S. H. Preston, and B. Cohen, *Explaining Divergent Levels of Longevity in High-Income Countries* (Washington, DC: National Academies Press, 2011).

【9】 S. H. Woolf and L. Aron, eds., *US Health in International Perspective: Shorter Lives, Poorer Health* (Washington, DC: National Academies Press, 2013).

【10】 M. L. Conte, J. Liu, S. Schnell, and M. B. Omary, "Globalization and Changing Trends of Biomedical Research Output," *JCI Insight* 2, no. 12 (2017): e95206.

【11】 P. R. Orszag, "How Health Care Can Save or Sink America: The Case for Reform and Fiscal Sustainability," *Foreign Affairs* 90 (2011): 42.

【12】 Tom Epstein, "Republicans Should Focus on Health Care Issues That Matter, like Skyrocketing Costs," *Sacramento Bee*, December 29, 2016, http://www.sacbee.com/opinion/article123486264.html.

【13】 D. M. Cutler and M. McClellan, "Is Technological Change in Medicine Worth It?," *Health Affairs* 20, no. 5 (2001): 11–29.

【14】 D. M. Cutler, A. B. Rosen, and S. Vijan, "The Value of Medical Spending in the United States, 1960–2000," *NEJM* 355 (2006): 920–927.

【15】 L. Goldman and E. F. Cook, "The Decline in Ischemic Heart Disease Mortality Rates: An Analysis of the Comparative Effects of Medical Interventions and Changes in Lifestyle," *Annals of Internal Medicine* 101 (1984): 825–836; B. Unal, J. A. Critchley, and S. Capewell, "Explaining the Decline in Coronary Heart Disease Mortality in England and Wales between 1981 and 2000," *Circulation* 109 (2004): 1101–1107.

[16] R. M. Kaplan, "Behavior Change and Reducing Health Disparities," *Preventive Medicine* 68 (2014): 5–10; S. A. Schroeder, "We Can Do Better—Improving the Health of the American People," *NEJM* 357 (2007): 1221–1228; D. E. Wennberg, S. M. Sharp, G. Bevan, et al., "A Population Health Approach to Reducing Observational Intensity Bias in Health Risk Adjustment: Cross Sectional Analysis of Insurance Claims," *BMJ* 348 (2014): g2392.

[17] D. C. Goodman, E. S. Fisher, G. A. Little, et al., "The Relation between the Availability of Neonatal Intensive Care and Neonatal Mortality," *NEJM* 346 (2002): 1538–1544.

[18] "The World: Infant Mortality Rate (2016)—Top 100+," http://www.geoba.se/population.php?pc=world&type=019&year=2016&st.

[19] R. M. Kaplan, "Variation between End-of-Life Health Care Costs in Los Angeles and San Diego: Why Are They So Different?" *Journal of Palliative Medicine* 14 (2011): 215–220.

[20] E. S. Fisher, D. E. Wennberg, T. A. Stukel, et al., "The Implications of Regional Variations in Medicare Spending, Part 2: Health Outcomes and Satisfaction with Care," *Annals of Internal Medicine* 138 (2003): 288–298.

[21] J. E. Wennberg, J. L. Freeman, and W. J. Culp, "Are Hospital Services Rationed in New Haven or Over-Utilised in Boston?" *Lancet* 329, no. 8543 (1987): 1185–1189.

[22] J. E. Wennberg, "Forty Years of Unwarranted Variation—And Still Counting," *Health Policy* 114, no. 1 (2014): 1–2; J. Busby, S. Purdy, and W. Hollingworth, "A Systematic Review of the Magnitude and Cause of Geographic Variation in Unplanned Hospital Admission Rates and Length of Stay for Ambulatory Care Sensitive Conditions," *BMC Health Services Research* 15 (2015).

[23] J. E. Wennberg, "Small Area Analysis and the Medical Care Outcome Problem," in *Research Methodology: Strengthening Causal Interpretations of Nonexperimental Data*, ed. L. Sechrest, E. Perrin, and J. Bunker (Rockville, MD: Department of Health and Human Services, Agency for Health Care Policy and Research, 1990), 177–206.

[24] World Health Organization (WHO), *Global Health Risks—Mortality and Burden of Disease Attributable to Selected Major Risks*, October 28, 2009, http://www.thehealthwell.info/node/9612.

[25] S. Kumar and A. S. Kelly, "Review of Childhood Obesity: From Epidemiology, Etiology, and Comorbidities to Clinical Assessment and Treatment," *Mayo Clinic Proceedings* 92, no. 2 (2017): 251–265.

[26] G. S. Yeo, "Genetics of Obesity: Can an Old Dog Teach Us New Tricks?" *Diabetologia* 60 (2017): 778–783; J. Lakerveld and J. Mackenbach, "The Upstream Determinants of Adult Obesity," *Obesity Facts* 10 (2017): 216–222.

[27] K. Silventoinen, A. Jelenkovic, R. Sund, et al., "Genetic and Environmental Effects on Body Mass Index from Infancy to the Onset of Adulthood: An Individual-Based Pooled Analysis of 45 Twin Cohorts Participating in the Collaborative Project of Development of Anthropometrical Measures in Twins (CODATwins) Study," *American Journal of Clinical Nutrition* 104 (2016): 371–379.

[28] W. H. Dietz, B. Belay, D. Bradley, et al., "A Model Framework That Integrates Community and Clinical Systems for the Prevention and Management of Obesity and Other Chronic Diseases," Discussion Paper, National Academy of Medicine, January 13, 2017.

[29] S. Gallus, A. Lugo, B. Murisic, et al., "Overweight and Obesity in 16 European Countries," *European Journal of Nutrition* 54 (2015): 679–689.

[30] S. Lisonkova, J. Potts, G. M. Muraca, N. Razaz, Y. Sabr, and W.-S. Chan, "588: The Effect of Maternal Age on Severe Maternal Morbidity and Perinatal Outcomes," *American Journal of Obstetrics and Gynecology* 216, no. 1 (2017): S347.

[31] World Health Organization (WHO), *Global Health Risks—Mortality and Burden of Disease Attributable to Selected Major Risks*.

[32] Case and Deaton, "Rising Morbidity and Mortality."

[33] "Prescription Opiod Overdose Data," Centers for Disease Control and Prevention, https://www.cdc.gov/drugoverdose/data/overdose.html.

[34] Case and Deaton, "Rising Morbidity and Mortality," 15078–15083.

[35] N. Kristof, "How to Win a War on Drugs," *New York Times*, September 22, 2017.

[36] Kindig and Cheng, "Even as Mortality Fell in Most US Counties, Female Mortality Nonetheless Rose in 42.8 Percent of Counties from 1992 to 2006," 451–458.

[37] R. M. Kaplan, Z. Fang, and J. Kirby, "Educational Attainment and Health Outcomes: Data from the Medical Expenditures Panel Survey," *Health Psychology* 36, no. 6 (2017): 598–608.

[38] J. C. Wright and M. C. Weinstein, "Gains in Life Expectancy from Medical Interventions—Standardizing Data on Outcomes," *NEJM* 339 (1998): 380–386.

[39] Woolf and Aron, *US Health in International Perspective*.

[40] V. R. Fuchs and A. Milstein, "The $640 Billion Question—Why Does Cost-Effective Care Diffuse So Slowly?" *NEJM* 364 (2011): 1985–1987.

2. 生物医学领域的"言"与"行"

[1] "NIADI Budget Data Comparisons," *National Institute for Allergies and Infectious Diseases*, https://www.niaid.nih.gov/grants-contracts/niaid-budget-data-comparisons.

[2] T. Maughan, "The Promise and the Hype of 'Personalized Medicine,'" *New Bioethics* 23, no. 1 (2017): 13–20.

[3] J. C. Venter, *A Life Decoded: My Genome, My Life* (New York: Penguin 2007).

[4] N. Wade, "A Decade Later, Genetic Map Yields Few New Cures," *New York Times*, June 13, 2010, http://www.nytimes.com/2010/06/13/health/research/13genome.html.

[5] T. Caulfield, "Genetics and Personalized Medicine: Where's the Revolution?" blog post, *BMJ Clinical Evidence*, July 23, 2015, https://blogs.bmj.com/bmj/2015/07/23/timothy-caulfield-genetics-and-personalized-medicine-wheres-the-revolution/.

[6] S. L. Ginn, I. E. Alexander, M. L. Edelstein, et al., "Gene Therapy Clinical Trials Worldwide to 2012—An Update," *Journal of Gene Medicine* 15 (2013): 65–77.

[7] N. P. Paynter, D. I. Chasman, G. Pare, et al., "Association between a Literature-Based Genetic Risk Score and Cardiovascular Events in Women," *JAMA* 303, no. 7 (2010): 631–637.

[8] E. J. Benjamin, M. J. Blaha, S. E. Chiuve, et al., "Heart Disease and Stroke Statistics—2017 Update: A Report from the American Heart Association," *Circulation* 135, no.

10 (2017): e146–e603.

[9]　L. A. Miosge, M. A. Field, Y. Sontani, et al., "Comparison of Predicted and Actual Consequences of Missense Mutations," *PNAS* 112, no. 37 (2015): E5189–E5198.

[10]　M. J. Joyner, "'Moonshot' Medicine Will Let Us Down," *New York Times*, January 29, 2015.

[11]　M. A. Andersson, S. K. Gadarian, and R. Almeling, "Does Educational Attainment Shape Reactions to Genetic Risk for Alzheimer's Disease? Results from a National Survey Experiment," *Social Science and Medicine* 180 (2017): 101–105; E. A Waters, L. Ball, and S. Gehlert, "'I Don't Believe It': Acceptance and Skepticism of Genetic Health Information among African-American and White Smokers," *Social Science and Medicine* 184 (2017): 153–160.

[12]　R. M. Kaplan, "Behavior Change and Reducing Health Disparities," *Preventive Medicine* 68 (2014): 5–10.

[13]　US Food and Drug Administration, *The Public Health Evidence for FDA Oversight of Laboratory Developed Tests: 20 Studies* (Silver Spring, MD: US Food and Drug Administration, 2015).

[14]　US Food and Drug Administration, *The Public Health Evidence for FDA Oversight of Laboratory Developed Tests.*

[15]　J. Hicks and A. Krasnitz, "Genetic Markers Indicative of a Cancer Patient Response to Trastuzumab (Herceptin)," US Patent 9677139B2, filed June 7, 2012, and issued June 13, 2017.

[16]　J. Gill, A. J. Obley, and V. Prasad, "Direct-to-Consumer Genetic Testing: The Implications of the US FDA's First Marketing Authorization for BRCA Mutation Testing," *JAMA* 319 (2018): 2377–2378.

[17]　P. K. Chaitanya, K. A. Kumar, B. Stalin, et al., "The Role of Mutation Testing in Patients with Chronic Myeloid Leukemia in Chronic Phase after Imatinib Failure and Their Outcomes after Treatment Modification: Single-Institutional Experience over 13 years," *Indian Journal of Medical and Paediatric Oncology* 38 (2017): 328–333.

[18]　S. S. Ning Tan, A. Y. Yip Fong, M. Mejin, et al., "Association of *CYP2C19*2* Polymorphism with Clopidogrel Response and 1-Year Major Adverse Cardiovascular Events in a Multiethnic Population with Drug-Eluting Stents," *Pharmacogenomics* 18, no. 13 (2017): 1225–1239.

[19]　K. Stergiopoulos and D. L. Brown, "Genotype-Guided vs. Clinical Dosing of Warfarin and its Analogues: Meta-Analysis of Randomized Clinical Trials," *JAMA Internal Medicine* 174 (2014): 1330–1338.

[20]　R. K. Friedman, "Infidelity Lurks in Your Genes," *New York Times*, May 22, 2015.

[21]　T. R. Insel, "The Challenge of Translation in Social Neuroscience: A Review of Oxytocin, Vasopressin, and Affiliative Behavior," *Neuron* 65 (2010): 768–779.

[22]　Insel, "The Challenge of Translation," 768–779.

[23]　W. Simon, *Sexual Conduct: The Social Sources of Human Sexuality* (Abingdon: Routledge, 2017).

[24]　H. Walum, L. Westberg, S. Henningsson, et al., "Genetic Variation in the Vasopressin Receptor 1a Gene (AVPR1A) Associates with Pair-Bonding Behavior in Humans," *PNAS* 105

(2008): 14153–14156.

【25】 D. G. Mitchem, B. P. Zietsch, M. J. Wright, et al., "No Relationship between Intelligence and Facial Attractiveness in a Large, Genetically Informative Sample," *Evolution and Human Behavior* 36 (2015): 240–247.

【26】 F. S. Collins and H. Varmus, "A New Initiative on Precision Medicine," *NEJM* 372 (2015): 793–795.

【27】 S. D. Shapiro, "The Promise of Precision Medicine for Health Systems," *American Journal of Health-System Pharmacy* 73 (2016) 1907–1908.

【28】 E. A. Ashley, "The Precision Medicine Initiative: A New National Effort," *JAMA* 313 (2015): 2119–2120.

【29】 C. Neti, S. Ebadollahi, M. Kohn, and D. Ferrucci, "'IBM Watson + Data Analytics': A Big Data Analytics Approach for a Learning Healthcare System," *IEEE eNewsletter*, May 2012, http://lifesciences.ieee.org/lifesciences-newsletter/2012/may-2012/ibm watson-data-analytics-a-big-data-analytics-approach-for-a-learning-healthcare-system/.

【30】 G. B. Mills, "Delivering on the Promise of Personalized Medicine," *Clinical Cancer Research* 22, no. 1, suppl. (2016), abstract nr IA17.

【31】 M. J. Khoury and S. Galea, "Will Precision Medicine Improve Population Health?" *JAMA* 316 (2016): 1357–1358.

【32】 M. R. Tonelli and B. H. Shirts, "Knowledge for Precision Medicine: Mechanistic Reasoning and Methodological Pluralism," *JAMA* 318, no. 17 (2017): 1649–1650.

【33】 T. Caulfield, D. Sipp, C. E. Murry, et al., "Confronting Stem Cell Hype," *Science* 352 (2016): 776–777.

【34】 M. J. Joyner, N. Paneth, and J. P. Ioannidis, "What Happens When Underperforming Big Ideas in Research Become Entrenched?" *JAMA* 316, no. 13 (2016): 1335–1356.

【35】 R. Horton, "Offline: What Is Medicine's 5 Sigma?" *Lancet* 385 (2015): 1380.

【36】 J. P. Ioannidis, "Why Most Published Research Findings Are False," *PLOS Medicine* 2, no. 8 (2005): e124.

【37】 B. D. Earp and D. Wilkinson, "The Publication Symmetry Test: A Simple Editorial Heuristic to Combat Publication Bias," *Journal of Clinical and Transitional Research* 3 (2017): 5–7.

【38】 J. P. Ioannidis "Why Most Clinical Research Is Not Useful," *PLOS Medicine* 13 (2016): e1002049.

【39】 R. Chatterjee, "Cases of Mistaken Identity," *Science* 315 (2007): 928.

【40】 J. L. Cummings, T. Morstorf, and K. Zhong, "Alzheimer's Disease Drug-Development Pipeline: Few Candidates, Frequent Failures," *Alzheimers Research and Therapy* 6 (2014): 37.

【41】 N. Weiner, *Cybernetics: Or, Control and Communication in the Animal and in the Machine* (Cambridge, MA: MIT Press, 1948).

【42】 M. Lauer, "A Look at NIH Support for Model Organisms, Part Two," NIH *Extramural Nexus,* Open Mike blog post, August 3, 2016, https://nexus.od.nih.gov/all/2016/08/03/model-organisms-part-two/.

【43】 "How Science Goes Wrong," *Economist*, October, 21, 2013, https://www.economist.

com/news/leaders/21588069-scientific-research-has-changed-world-now-it-needs-change-itself-how-science-goes-wrong; "Trouble at the Lab," *Economist*, October 18, 2013, https://www.economist.com/news/briefing/21588057-scientists-think-science-self-correcting-alarming-degree-it-not-trouble.

[**44**]   L. P. Freedman, I. M. Cockbur, and T. S. Simcoe, "The Economics of Reproducibility in Preclinical Research," *PLOS Biology* 13, no. 6 (2015): e1002165.

[**45**]   B. A. Nosek and T. M. Errington, "Reproducibility in Cancer Biology: Making Sense of Replications," *eLife* 6 (2017): e23383.

[**46**]   F. Prinz, T. Schlange, and K. Asadullah, "Believe It or Not: How Much Can We Rely on Published Data on Potential Drug Targets?" *Nature Reviews: Drug Discovery* 10, no. 9 (2011): 712.

[**47**]   Prinz, Schlange, and Asadullah, "Believe It or Not."

[**48**]   F. S. Collins and L. A. Tabak, "Policy: NIH Plans to Enhance Reproducibility," *Nature* 505 (2014): 612–613.

[**49**]   B. T. Gehr, C. Weiss, and F. Porzsolt, "The Fading of Reported Effectiveness: A Meta-Analysis of Randomised Controlled Trials," *BMC Medical Research Methodology* 6, no. 1 (2006): 25; J. Schooler, "Unpublished Results Hide the Decline Effect," *Nature* 470 (2011): 437.

[**50**]   D. A. Chambers, "Advancing Sustainability Research: Challenging Existing Paradigms," *Journal of Public Health Dentistry* 71, suppl. 1 (2011): S99–100.

[**51**]   J. Anomaly, "Ethics, Antibiotics, and Public Policy," *Georgetown Journal of Law and Public Policy* 15 (2017): 999–1015.

[**52**]   L. W. Green, J. Ottoson, C. Garcia, et al., "Diffusion Theory and Knowledge Dissemination, Utilization, and Integration in Public Health," *Annual Review of Public Health* 30 (2009): 151–174.

[**53**]   G. Neta, R. E. Glasgow, C. R. Carpenter, et al., "A Framework for Enhancing the Value of Research for Dissemination and Implementation," *American Journal of Public Health* 105 (2015): 49–57.

[**54**]   R. E. Glasgow, C. Vinson, D. Chambers, et al., "National Institutes of Health Approaches to Dissemination and Implementation Science: Current and Future Directions," *American Journal of Public Health* 102 (2012): 1274–1281.

[**55**]   F. Gueyffier, C. Bulpitt, J. P. Boissel, et al., "Antihypertensive Drugs in Very Old People: A Subgroup Meta-Analysis of Randomised Controlled Trials," *Lancet* 353 (1999): 793–796.

[**56**]   R. F. Redberg and M. H. Katz, "Statins for Primary Prevention: The Debate Is Intense, but the Data Are Weak," *JAMA Internal Medicine* 177 (2017): 21–23.

[**57**]   J. H. Mieres, M. Gulati, N. Bairey Merz, et al., "Role of Noninvasive Testing in the Clinical Evaluation of Women with Suspected Ischemic Heart Disease: A Consensus Statement from the American Heart Association," *Circulation* 130 (2014): 350–379; R. F. Redberg, "Don't Assume Women Are the Same as Men: Include Them in the Trial," *Archives of Internal Medicine* 172 (2012): 921.

[**58**]   R. M. Kaplan and V. L. Irvin, "Likelihood of Null Effects of Large NHLBI Clinical Trials

Has Increased over Time," *PlOS One* 10 (2015): e0132382.

[59] A. Bowen and A. Casadevall, "Increasing Disparities between Resource Inputs and Outcomes, as Measured by Certain Health Deliverables, in Biomedical Research," *PNAS* 112, no. 36 (2015): 11335–11340.

[60] J. Watson, *The Double Helix: The Discovery of the Structure of DNA* (London: Hachette, 2012); J. D. Watson and F. H. Crick, "Molecular Structure of Nucleic Acids," *Nature* 171 (1953): 737–738.

[61] S. Theil, "Trouble in Mind," *Scientific American* 313 (2015): 36–42.

[62] Theil, "Trouble in Mind."

[63] J. M. Perrin, S. P. Batlivala, and T. L. Cheng, "In the Aftermath of the National Children's Study," *JAMA Pediatrics* 169 (2015): 519–520.

[64] J. Kaiser, "NIH Puts Massive US Children's Study on Hold," *Science* 344 (2014): 1327.

[65] N. Bloom, C. I. Jones, J. Van Reenen, and M. Webb, "Are Ideas Getting Harder to Find?" NBER working paper no. 23782, September 2017, http://www.nber.org/papers/w23782.

[66] A. Rogers, "Star Neuroscientist Tom Insel Leaves the Google-Spawned Verily for ... A Startup?" *Wired*, June 11, 2017, https://www.wired.com/2017/05/star-neuroscientist-tom-insel-leaves-google-spawned-verily-startup/.

3. 对健康概念的误读

[1] R. E. Schoen, P. F. Pinsky, J. L. Weissfeld, et al., "Colorectal-Cancer Incidence and Mortality with Screening Flexible Sigmoidoscopy," *NEJM* 366 (2012): 2345–2357.

[2] J. S. Lin, M. A. Piper, L. A. Perdue, et al., "Screening for Colorectal Cancer: Updated Evidence Report and Systematic Review for the US Preventive Services Task Force," *JAMA* 315 (2016): 2576–2594.

[3] J. S. Mandel, T. R. Church, F. Ederer, and J. H. Bond, "Colorectal Cancer Mortality: Effectiveness of Biennial Screening for Fecal Occult Blood," *Journal of the National Cancer Institute* 91 (1999): 434–437.

[4] P. A. Ubel, "Medical Facts versus Value Judgments—Toward Preference-Sensitive Guidelines," *NEJM* 372 (2015): 2475–2477; P. A. Ubel, D. A. Comerford, and E. Johnson, "Healthcare.gov 3.0—Behavioral Economics and Insurance Exchanges," *NEJM* 372 (2015): 695–698; M. Roland and R. A. Dudley, "How Financial and Reputational Incentives Can Be Used to Improve Medical Care," *Health Services Research Journal* 50, no. S2 (2015): 2090– 2115.

[5] R. M. Kaplan, "The Ziggy Theorem: Toward an Outcomes-Focused Health Psychology," *Health Psychology* 13, no. 6 (1994): 451–460; "Better Care. Smarter Spending. Healthier People: Paying Providers for Value, Not Volume," fact sheet, Centers for Medicare and Medicaid Services, January 26, 2015, https://www.cms.gov/Newsroom/MediaReleaseDatabase/Fact-sheets/2015-Fact-sheets-items/2015-01-26-3.html.

[6] R. M. Kaplan and J. P. Anderson, "A General Health Policy Model: Update and Applications," *Health Services Research* 23 (1988): 203–235.

[7]   D. G. Fryback, N. C. Dunham, M. Palta, et al., "US Norms for Six Generic Health-Related Quality-of-Life Indexes from the National Health Measurement Study," *Medical Care* 45 (2007): 1162–1170; R. M. Kaplan, S. Tally, R. D. Hays, et al., "Five Preference-Based Indexes in Cataract and Heart Failure Patients Were Not Equally Responsive to Change," *Journal of Clinical Epidemiology* 64 (2011): 497–506.

[8]   D. B. Abrams, "Applying Transdisciplinary Research Strategies to Understanding and Eliminating Health Disparities," *Health Education and Behavior* 33, no. 4 (2006): 515–531; R. M. Kaplan, "The Future of Outcomes Measurement in Rheumatology," *American Journal of Managed Care* 13, no. 9, suppl. (2007): S252–S255; R. M. Kaplan and D. L. Frosch, "Decision Making in Medicine and Health Care," *Annual Review of Clinical Psychology* 1 (2005): 525–556; R. M. Kaplan and A. L. Ries, "Quality of Life: Concept and Definition," *Journal of Chronic Obstructive Pulmonary Disease* 4, no. 3 (2007): 263–271.

[9]   "Know Your Health Numbers," American Heart Association, http://www.heart.org/HEARTORG/Conditions/More/Diabetes/PreventionTreatmentofDiabetes/Know-Your-Health-Numbers_UCM_313882_Article.jsp#. WsV6RYjwY2w.

[10]   "Framingham Coronary Heart Disease Risk Score," MDCalc, https://www. mdcalc. com/framingham-coronary-heart-disease-risk-score.

[11]   K. C. Stange and R. L. Ferrer, "The Paradox of Primary Care," *Annals of Family Medicine* 7 (2009): 293–299.

[12]   F. E. Young, S. L. Nightingale, and R. A. Temple, "The Preliminary Report of the Findings of the Aspirin Component of the Ongoing Physicians' Health Study: The FDA Perspective on Aspirin for the Primary Prevention of Myocardial Infarction," *JAMA* 259 (1988): 3158–3160.

[13]   R. M. Kaplan, "Health Outcome Models for Policy Analysis," *Health Psychology* 8 (1989): 723–735.

[14]   Action to Control Cardiovascular Risk in Diabetes Study Group, "Effects of Intensive Glucose Lowering in Type 2 Diabetes," *NEJM* 358 (2008): 2545–2559.

[15]   Action to Control Cardiovascular Risk in Diabetes Study Group, "Effects of Intensive Glucose Lowering."

[16]   J. B. Green, M. A. Bethel, P. W. Armstrong, et al., "Effect of Sitagliptin on Cardiovascular Outcomes in Type 2 Diabetes," *NEJM* 373 (2015): 232–242.

[17]   A. Qaseem, T. J. Wilt, D. Kansagara, et al., "Hemoglobin A1c Targets for Glycemic Control with Pharmacologic Therapy for Nonpregnant Adults with Type 2 Diabetes Mellitus: A Guidance Statement Update from the American College of Physicians," *Annals of Internal Medicine* 168, no. 8 (2018): 569–576.

[18]   T. B. Drüeke, F. Locatelli, N. Clyne, et al., "Normalization of Hemoglobin Level in Patients with Chronic Kidney Disease and Anemia," *NEJM* 355 (2006): 2071–2084.

[19]   T. Rupp and D. Zuckerman, "Quality of Life, Overall Survival, and Costs of Cancer Drugs Approved Based on Surrogate Endpoints," *JAMA Internal Medicine* 177, no. 2 (2017): 276–277.

[20]   The HPS2-Thrive Collaborative Group, "Effects of Extended-Release Niacin with Laropiprant in High-Risk Patients," *NEJM* 371 (2014): 203–212.

【21】 M. S. Sabatine, R. P. Giugliano, A. C. Keech, et al., "Evolocumab and Clinical Outcomes in Patients with Cardiovascular Disease," *NEJM* 376, no. 18 (2017): 1713–1722.

【22】 R. M. Kaplan and V. L. Irvin, "Likelihood of Null Effects of Large NHLBI Clinical Trials Has Increased over Time," *PLOS One* 10 (2015): e0132382.

【23】 S. R. Group, J. T. Wright Jr., J. D. Williamson, et al., "A Randomized Trial of Intensive versus Standard Blood-Pressure Control," *NEJM* 373 (2015): 2103–2116.

【24】 P. Muntner, R. M. Carey, S. Gidding, et al., "Potential U.S. Population Impact of the 2017 American College of Cardiology /American Heart Association High Blood Pressure Guideline," *Circulation* 71, no. 2 (2017): 109–118.

【25】 P. A. James, S. Oparil, B. L. Carter, et al., "2014 Evidence-Based Guideline for the Management of High Blood Pressure in Adults: Report from the Panel Members Appointed to the Eighth Joint National Committee (JNC 8)," *JAMA* 311 (2014): 507–520.

【26】 R. M. Kaplan and M. Ong, "Rationale and Public Health Implications of Changing CHD Risk Factor Definitions," *Annual Review of Public Health* 28 (2007): 321–344.

【27】 J. D. Bundy, K. T. Mills, J. Chen, et al., "Estimating the Association of the 2017 and 2014 Hypertension Guidelines with Cardiovascular Events and Deaths in US Adults: An Analysis of National Data," *JAMA Cardiology* 3, no. 7 (2018): 572–581.

【28】 S. J. Pocock and G. W. Stone, "The Primary Outcome Is Positive—Is That Good Enough?" *NEJM* 375 (2016): 971–979.

【29】 R. M. Kaplan, A. M. Navarro, F. G. Castro, et al., "Increased Use of Mammography among Hispanic Women: Baseline Results from the NCI Cooperative Group on Cancer Prevention in Hispanic Communities," *American Journal of Preventive Medicine* 12 (1996): 467–471.

【30】 A. M. Navarro and R. M. Kaplan, "Mammography Screening: Prospects and Opportunity Costs," *Women's Health* 2 (1996): 209–233.

【31】 M. Baum, "'Catch It Early, Save a Life and Save a Breast': This Misleading Mantra of Mammography," *Journal of the Royal Society of Medicine* 108 (2015): 338–339; N. Biller-Andorno and P. Juni, "Abolishing Mammography Screening Programs? A View from the Swiss Medical Board," *NEJM* 370 (2014): 1965– 1967; A. Bleyer and H. G. Welch, "Effect of Three Decades of Screening Mammography on Breast-Cancer Incidence," *NEJM* 367 (2012): 1998–2005; A. Bleyer and H. G. Welch, response to letters to the editor, "Correspondence: Effect of Screening Mammography on Breast Cancer Incidence," *NEJM* 368 (2013): 679; J. J. Fenton, "Is It Time to Stop Paying for Computer-Aided Mammography?" *JAMA Internal Medicine* 175 (2015): 1837–1838; P. C. Gotzsche, "Mammography Screening Is Harmful and Should Be Abandoned," *Journal of the Royal Society of Medicine* 108 (2015): 341–345; P. C. Gotzsche and K. J. Jorgensen, "Screening for Breast Cancer with Mammography," *Cochrane Database of Systematic Reviews* 6 (2013): CD001877; J. D. Keen and K. J. Jorgensen, "Four Principles to Consider before Advising Women on Screening Mammography," *Journal of Women's Health* 24, no. 11 (2015): 867–874; O. Olsen and P. C. Gotzsche, "Cochrane Review on Screening for Breast Cancer with Mammography," *Lancet* 358 (2001): 1340– 1342; H. G. Welch and H. J. Passow, "Quantifying the Benefits and Harms of Screening Mammography," *JAMA Internal Medicine* 174 (2014): 448–454.

[32] H. D. Nelson, R. Fu, A. Cantor, et al., "Effectiveness of Breast Cancer Screening: Systematic Review and Meta-Analysis to Update the 2009 US Preventive Services Task Force Recommendation," *Annals of Internal Medicine* 164 (2016): 244–255; D. Fitzpatrick-Lewis, N. Hodgson, D. Ciliska, et al., *Breast Cancer Screening*, Canadian Task Force on Preventive Health Care, October 7, 2011, https:// canadiantaskforce.ca/wp-content/ uploads/2011/11/2011-breast-cancer-systematic-review-en.pdf; P. C. Gotzsche and K. J. Jorgensen, "Screening for Breast Cancer with Mammography," *Cochrane Database of Systematic Reviews* 6 (2013): CD001877; J. S. Mandelblatt, N. K. Stout, C. B. Schechter, et al., "Collaborative Modeling of the Benefits and Harms Associated with Different US Breast Cancer Screening Strategies," *Annals of Internal Medicine* 164, no. 4 (2016): 215–225; H. D. Nelson, K. Tyne, A. Naik, et al., "Screening for Breast Cancer: An Update for the US Preventive Services Task Force," *Annals of Internal Medicine* 151 (2009): 727–737.

[33] A. B. Miller, C. J. Baines, T. To, and C. Wall, "Canadian National Breast Screening Study: 1. Breast Cancer Detection and Death Rates among Women Aged 40 to 49 Years," *Canadian Medical Association Journal* 147(1992): 1459–1476.

[34] V. L. Irvin and R. M. Kaplan, "Screening Mammography and Breast Cancer Mortality: Meta-Analysis of Quasi-Experimental Studies," *PlOS One* 9 (2014): e98105.

[35] A. Bleyer, C. Baines, and A. B. Miller, "Impact of Screening Mammography on Breast Cancer Mortality," *International Journal of Cancer* 138, no. 8 (2016): 2003–2012.

[36] N. Biller-Andorno and P. Juni, "Abolishing Mammography Screening Programs? A View from the Swiss Medical Board," *NEJM* 370 (2014): 1965–1967.

[37] A. Barratt, K. J. Jørgensen, and P. Autier, "Reform of the National Screening Mammography Program in France," *JAMA Internal Medicine* 178, no. 2 (2018): 177–178.

[38] H. G. Welch and H. J. Passow, "Quantifying the Benefits and Harms of Screening Mammography," *JAMA Internal Medicine* 174 (2014): 448–454.

[39] E. R. Myers, P. Moorman, J. M. Gierisch, et al., "Benefits and Harms of Breast Cancer Screening: A Systematic Review," *JAMA* 314 (2015): 1615–1634.

[40] K. Staat and M. Segatore, "The Phenomenon of Chemo Brain," *Clinical Journal of Oncology Nursing* 9 (2005): 713–721.

[41] S. C. Darby, M. Ewertz, P. McGale, et al., "Risk of Ischemic Heart Disease in Women after Radiotherapy for Breast Cancer," *NEJM* 368 (2013): 987–998.

[42] L. M. Schwartz, S. Woloshin, F. J. Fowler Jr., and H. G. Welch, "Enthusiasm for Cancer Screening in the United States," *JAMA* 291 (2004): 71–78.

[43] R. A. Aronowitz, "Do Not Delay: Breast Cancer and Time, 1900–1970," *Milbank Quarterly* 79, no. 3 (2001): 355–386.

[44] H. G. Welch and H. J. Passow, "Quantifying the Benefits and Harms of Screening Mammography," *JAMA Internal Medicine* 174 (2014): 448–454.

[45] W. C. Black and H. G. Welch, "Screening for Disease," *American Journal of Roentgenology* 168 (1997): 3–11.

[46] T. A. Manolio, G. L. Burke, D. H. O'Leary, et al., "Relationships of Cerebral MRI Findings to Ultrasonographic Carotid Atherosclerosis in Older Adults: The Cardiovascular Health Study," *Arteriosclerosis, Thrombosis, and Vascular Biology* 19, no. 2 (1999): 356–365.

【47】 P. M. Marcus, E. J. Bergstralh, R. M. Fagerstrom, et al., "Lung Cancer Mortality in the Mayo Lung Project: Impact of Extended Follow-Up," *Journal of the National Cancer Instititue* 92 (2000): 1308–1316; N. Saquib, J. Saquib, and J. P. Ioannidis, "Does Screening for Disease Save Lives in Asymptomatic Adults? Systematic Review of Meta-Analyses and Randomized Trials," *International Journal of Epidemiology* 44 (2015): 264–277.

【48】 W. C. Black and H. G. Welch, "Screening for Disease," *American Journal of Roentgenology* 168 (1997): 3–11.

【49】 R. M. Kaplan, *Diseases, Diagnoses, and Dollars* (New York: Springer, 2009).

【50】 J. V. Selby, A. C. Beal, and L. Frank, "The Patient-Centered Outcomes Research Institute (PCORI) National Priorities for Research and Initial Research Agenda," *JAMA* 307 (2012): 1583–1584.

【51】 J. M. Pascoe, D. L. Wood, J. H. Duffee, and A. Kuo, "Mediators and Adverse Effects of Child Poverty in the United States," *Pediatrics* 137, no. 4 (2016): e20160340.

4. 医疗保健的安全性和有效性

【1】 A. P. Shapiro, "Illness and Death in American Presidents," in *Behavioral Aspects of Cardiovascular Disease*, ed. A. P. Shapiro and A. Baum (New York: Psychology Press, 2014), 327–338.

【2】 H. G. Bruenn, "Clinical Notes on the Illness and Death of President Franklin D. Roosevelt," *Annals of Internal Medicine* 72, no.4 (1970): 579–591.

【3】 J. T. James, "Deaths from Preventable Adverse Events Originating in Hospitals," *BMJ Quality and Safety* 26, no. 8 (2017): 692–693; K. P. Marsack and L. H. Hollier Jr., "Review of 'Medical Error—The Third Leading Cause of Death in the US,' by M. A. Makary and M. Daniel in *BMJ* 353: i2139, 2016," *Journal of Craniofacial Surgery* 28, no. 5 (2017): 1390.

【4】 L. L. Leape, T. A. Brennan, N. Laird, et al., "The Nature of Adverse Events in Hospitalized Patients: Results of the Harvard Medical Practice Study II," *NEJM* 324 (1991): 377–384.

【5】 L. T. Kohn, J. M. Corrigan, and M. S. Donaldson, eds., *To Err Is Human: Building a Safer Health System* (Washington, DC: National Academies Press, 2000).

【6】 C. J. McDonald, M. Weiner, and S. L. Hui, "Deaths Due to Medical Errors Are Exaggerated in Institute of Medicine Report," *JAMA* 284 (2000): 93–95; L. L. Leape, "Institute of Medicine Medical Error Figures Are Not Exaggerated," *JAMA* 284 (2000): 95–97.

【7】 J. T. James, "A New, Evidence-Based Estimate of Patient Harms Associated with Hospital Care," *Journal of Patient Safety* 9 (2013): 122–128.

【8】 E. P. Balogh, B. T. Miller, and J. R. Ball, eds., *Improving Diagnosis in Health Care* (Washington, DC: National Academies Press, 2015).

【9】 B. Nelson, "The Right Prescriptions for Reducing Diagnostic Errors? Institute of Medicine Report Issues Wakeup Call on Errors, but Questions Remain Concerning Key Recommendations," *Cancer Cytopathology* 124 (2016): 77–78.

【10】 H. Singh and L. Zwaan, "Annals for Hospitalists Inpatient Notes-Reducing Diagnostic

Error—A New Horizon of Opportunities for Hospital Medicine," *Annals of Internal Medicine* 165, no. 8 (2016): HO2–HO4.

[11] G. Neta, R. E. Glasgow, C. R. Carpenter, et al., "A Framework for Enhancing the Value of Research for Dissemination and Implementation," *American Journal of Public Health* 105 (2015): 49–57.

[12] H. G. Welch, D. H. Gorski, and P. C. Albertsen, "Trends in Metastatic Breast and Prostate Cancer—Lessons in Cancer Dynamics," *NEJM* 373 (2015): 1685–1687.

[13] T. Montini and I. D. Graham, "'Entrenched Practices and Other Biases': Unpacking the Historical, Economic, Professional, and Social Resistance to De-implementation," *Implementation Science* 10 (2015): 24.

[14] S. Mukherjee, *The Emperor of All Maladies: A Biography of Cancer* (New York: Scribner, 2011).

[15] R. M. Kaplan and F. Porzsolt, "The Natural History of Breast Cancer," *Archives of Internal Medicine* 168 (2008): 2302–2303.

[16] H. G. Welch, D. H. Gorski, and P. C. Albertsen, "Trends in Metastatic Breast and Prostate Cancer—Lessons in Cancer Dynamics," *NEJM* 373 (2015): 1685–1687.

[17] B. Fisher, C. Redmond, R. Poisson, et al., "Eight-Year Results of a Randomized Clinical Trial Comparing Total Mastectomy and Lumpectomy with or without Irradiation in the Treatment of Breast Cancer," *NEJM* 320 (1989): 822–828.

[18] B. Fisher, S. Anderson, J. Bryant, et al., "Twenty-Year Follow-Up of a Randomized Trial Comparing Total Mastectomy, Lumpectomy, and Lumpectomy Plus Irradiation for the Treatment of Invasive Breast Cancer," *NEJM* 347 (2002): 1233–1241.

[19] Agency of Healthcare Research and Quality, "National Patient Safety Efforts Save 125,000 Lives and Nearly $28 Billion in Costs," press release, December 12, 2016, https://www.ahrq.gov/news/newsroom/press-releases/national-patient-safety-efforts-save-lives.html.

[20] P. Pronovost, D. Needham, S. Berenholtz, et al., "An Intervention to Decrease Catheter-Related Bloodstream Infections in the ICU," *NEJM* 355 (2006): 2725–2732.

[21] A. Gawande, *The Checklist Manifesto* (New York: Metropolitan Books, 2010).

[22] P. Pronovost, D. Needham, S. Berenholtz, et al., "An Intervention to Decrease Catheter-Related Bloodstream Infections in the ICU," *NEJM* 355 (2006): 2725–2732.

[23] D. J. Anderson, K. Podgorny, S. I. Berríos-Torres, et al., "Strategies to Prevent Surgical Site Infections in Acute Care Hospitals: 2014 Update," *Infection Control and Hospital Epidemiology* 35 (2014): S66–S88.

[24] C. P. Cannon, C. M. Gibson, C. T. Lambrew, et al., "Relationship of Symptom-Onset-to-Balloon Time and Door-to-Balloon Time with Mortality in Patients Undergoing Angioplasty for Acute Myocardial Infarction," *JAMA* 238 (2000): 2941–2947.

[25] M. B. Yudi, G. Hamilton, O. Farouque, et al., "Trends and Impact of Door-to-Balloon Time on Clinical Outcomes in Patients Aged <75, 75 to 84, and ≥85 Years with ST-Elevation Myocardial Infarction," *American Journal of Cardiology* 120 (2017): 1245–1253.

[26] G. C. Fonarow, X. Zhao, E. E. Smith, et al., "Door-to-Needle Times for Tissue Plasminogen Activator Administration and Clinical Outcomes in Acute Ischemic Stroke before and after a Quality Improvement Initiative," *JAMA* 311 (2014): 1632–1640.

【27】 W. V. Crandall, P. A. Margolis, M. D. Kappelman, et al., "Improved Outcomes in a Quality Improvement Collaborative for Pediatric Inflammatory Bowel Disease," *Pediatrics* 129 (2012): e1030–e1041.

【28】 R. D. Fletcher, R. L. Amdur, R. Kheirbek, et al., "Blood Pressure Control That Reduces Mortality and Cardiovascular Events from 2000 to 2014 for Patients in the Veterans Administration Healthcare System," *Circulation* 134, suppl. 1 (2016): A17842.

【29】 Blood Pressure Lowering Treatment Trialists' Collaboration, "Effects of Different Blood-Pressure-Lowering Regimens on Major Cardiovascular Events: Results of Prospectively-Designed Overviews of Randomised Trials," *Lancet* 362 (2003): 1527–1535.

【30】 W. C. Cushman, P. K. Whelton, L. J. Fine, et al., "SPRINT Trial Results," *Hypertension* 67 (2016): 263–265.

【31】 W. B. Kannel, T. R. Dawber, A. Kagan, et al., "Factors of Risk in the Development of Coronary Heart Disease—Six-Year Follow-Up Experience: The Framingham Study," *Annals of Internal Medicine* 55 (1961): 33–50.

【32】 I. Hajjar and T. A. Kotchen, "Trends in Prevalence, Awareness, Treatment, and Control of Hypertension in the United States, 1988–2000," *JAMA* 290 (2003): 199–206.

【33】 K. L. Ong, B. M. Cheung, Y. B. Man, et al., "Prevalence, Awareness, Treatment, and Control of Hypertension Among United States Adults 1999–2004," *Hypertension* 49 (2007): 69–75.

【34】 M. G. Jaffe, G. A. Lee, J. D. Young, S. Sidney, and A. S. Go, "Improved Blood Pressure Control Associated with a Large-Scale Hypertension Program," *JAMA* 310, no. 7 (2013): 699–705.

【35】 R. M. Kaplan, Z. Fang, and G. Morgan, "Providers' Advice Concerning Smoking Cessation: Evidence from the Medical Expenditures Panel Survey," *Preventive Medicine* 91 (2016): 32–36.

【36】 B. D. Fulton, S. L. Ivey, H. P. Rodriguez, and S. M. Shortell, "Countywide Physician Organization Learning Collaborative and Changes in Hospitalization Rates," *American Journal of Managed Care* 23 (2017): 596–603.

5. 社会因素与健康

【1】 T. C. Timmreck, *An Introduction to Epidemiology* (Boston: Jones and Bartlett, 1994); J. Snow, W. H. Frost, and B. W. Richardson, *Snow on Cholera, Being a Reprint of Two Papers by John Snow* (New York: Commonwealth Fund, 1936).

【2】 R. M. Kaplan, J. F. Sallis, and T. L. Patterson, *Health and Human Behavior* (New York: McGraw-Hill, 1993).

【3】 D. L. Hoyert and J. Xu, "Deaths: Preliminary Data for 2011," *National Vital Statistics Report* 61, no. 6 (2012): 1–51.

【4】 E. Bradley and L. Taylor, *The American Health Care Paradox: Why Spending More Is Getting Us Less* (New York: PublicAffairs, 2013).

【5】 R. Tjian, "Supporting Biomedical Research: Meeting Challenges and Opportunities at HHMI," *JAMA* 313 (2015): 133–134.

【6】 Strategic Review of Health Inequalities in England Post-2010 (M. Marmot, J. Allen, P. Goldblatt, et al.), "Fair Society, Healthy Lives (The Marmot Report)," Institute of Health Equity, London, February 2010, http://www.instituteofhealthequity.org/resources-reports/fair-society-healthy-lives-the -marmot-review/fair-society-healthy-lives-full-report-pdf.pdf.

【7】 P. A. Braveman, S. Kumanyika, J. Fielding, et al., "Health Disparities and Health Equity: The Issue Is Justice," *American Journal of Public Health* 101, suppl. 1 (2011): S149–S155.

【8】 C. J. Murray, S. C. Kulkarni, C. Michaud, et al., "Eight Americas: Investigating Mortality Disparities across Races, Counties, and Race-Counties in the United States," *PLOS Medicine* 3 (2006): e260.

【9】 Murray, Kulkarni, Michaud, et al., "Eight Americas."

【10】 R. Chetty, M. Stepner, S. Abraham, et al., "The Association between Income and Life Expectancy in the United States, 2001–2014," *JAMA* 315 (2016): 1750–1766.

【11】 R. G. Wilkinson and K. E. Pickett, *The Spirit Level: Why Equality Is Better for Everyone* (London: Allen Lane, 2009).

【12】 K. E. Pickett and R. G. Wilkinson, "Income Inequality and Health: A Causal Review," *Social Science and Medicine* 128 (2015): 316–326.

【13】 D. Pillas, M. Marmot, K. Naicker, et al., "Social Inequalities in Early Childhood Health and Development: A European-Wide Systematic Review," *Pediatric Research* 76 (2014): 418–424.

【14】 Council on Community Pediatrics, "Poverty and Child Health in the United States," *Pediatrics* 137 (2016): 1–28.

【15】 K. Seefeldt and J. D. Graham, *America's Poor and the Great Recession* (Bloomington: Indiana University Press, 2013).

【16】 C. DeNavas-Walt and B. D. Proctor, "Income and Poverty in the United States: 2013," Current Population Reports, P60-249, United States Census Bureau, Washington, DC, September 2014, https://www.census.gov/content/dam/Census/library/publications/2014/demo/p60-249.pdf.

【17】 C. DeNavas-Walt and B. D. Proctor, "Income and Poverty in the United States: 2014," Current Population Reports, P60-252, United States Census Bureau, Washington, DC, September 2015, https://www.census.gov/content/dam/Census/library/publications/2015/demo/p60-252.pdf.

【18】 L. Fox, I. Garfinkel, N. Kaushal, et al., "Waging War on Poverty: Historical Trends in Poverty Using the Supplemental Poverty Measure," *Journal of Policy Analysis and Management* 34, no. 3 (2015): 567–592.

【19】 M. R. Cullen, C. Cummins, and V. R. Fuchs, "Geographic and Racial Variation in Premature Mortality in the U.S.: Analyzing the Disparities," *PLOS One* 7, no. 4 (2012): e32930.

【20】 D. R. Williams, N. Priest, and N. B. Anderson, "Understanding Associations among Race, Socioeconomic Status, and Health: Patterns and Prospects," *Health Psychology* 35, no. 4 (2016): 407–411.

【21】 C. D. Gillespie, C. Wigington, Y. Hong, "Coronary Heart Disease and Stroke Deaths—United States, 2009," *Morbidity and Mortality Weekly Report* 62, no. 3 (2013): 157–160.

【22】 D. R. Williams, N. Priest, and N. B. Anderson, "Understanding Associations among Race, Socioeconomic Status, and Health: Patterns and Prospects," *Health Psychology* 35, no. 4 (2016): 407–411.

【23】 Williams, Priest, and Anderson, "Understanding Associations."

【24】 A. Smedley and B. D. Smedley, "Race as Biology Is Fiction, Racism as a Social Problem Is Real: Anthropological and Historical Perspectives on the Social Construction of Race," *American Psychologist* 60, no. 1 (2005): 16–26.

【25】 O. W. Brawley and H. P. Freeman, "Race and Outcomes: Is This the End of the Beginning for Minority Health Research?" *Journal of the National Cancer Institute* 91, no. 22 (1999): 1908–1909.

【26】 H. P. Freeman and R. Payne, "Racial Injustice in Health Care," *NEJM* 342, no. 14 (2000): 1045–1047; M. Ellis, *Race and Medicine in Nineteenth and Early Twentieth-Century America* (Oxford: Oxford University Press, 2008).

【27】 J. M. Metzl and D. E. Roberts, "Structural Competency Meets Structural Racism: Race, Politics, and the Structure of Medical Knowledge," *Virtual Mentor* 16, no. 9 (2014): 674–690.

【28】 G. Markowitz and D. Rosner, *Deceit and Denial: The Deadly Politics of Industrial Pollution*, (Berkeley: University of California Press, 2013).

【29】 M. Hanna-Attisha, J. LaChance, R. C. Sadler, and A. Champney Schnepp, "Elevated Blood Lead Levels in Children Associated with the Flint Drinking Water Crisis: A Spatial Analysis of Risk and Public Health Response," *American Journal of Public Health* 106, no. 2 (2016): 283–290.

【30】 S. Zahran, S. P. McElmurry, P. E. Kilgore, et al., "Assessment of the Legion-naires' Disease Outbreak in Flint, Michigan," *PNAS* 115, no. 8 (2018): E1730–E1739.

【31】 P. Egan, "Flint Mayor: Cost of Lead Fix Could Hit $1.5 Billion," *Detroit Free Press*, January 7, 2016, http://www.freep.com/story/news/local/michigan/2016/01/07/governor-meet-morning-flint-mayor/78402190/.

【32】 S. B. Hong, M. H. Im, J. W. Kim, et al., "Environmental Lead Exposure and Attention Deficit/Hyperactivity Disorder Symptom Domains in a Community Sample of South Korean School-Age Children," *Environmental Health Perspectives* 123, no. 3 (2015): 271–276.

【33】 K. F. Ferraro, M. H. Schafer, and L. R. Wilkinson, "Childhood Disadvantage and Health Problems in Middle and Later Life," *American Sociological Review* 81, no. 1 (2016): 107–133.

【34】 R. J. Sampson and A. S. Winter, "The Racial Ecology of Lead Poisoning: Toxic Inequality in Chicago Neighborhoods, 1995–2013," *Du Bois Review: Social Science Research on Race* 13 (2016): 261–283.

【35】 J. B. Dowd, T. Palermo, L. Chyu, E. Adam, and T. W. McDade, "Race/Ethnic and Socioeconomic Differences in Stress and Immune Function in the National Longitudinal Study of Adolescent Health," *Social Science and Medicine* 115 (2014): 49–55.

【36】 R. T. Carter, M. Y. Llau, V. Johnson, and K. Kirkinis, "Racial Discrimination and Health Outcomes among Racial/Ethnic Minorities: A Meta-Analytic Review," *Journal of Multicultural Counseling and Development* 45, no. 4 (2017): 232–259.

【37】 L. F. Berkman and L. O Kawachi, eds. *Social Epidemiology* (Oxford: Oxford University Press, 2000); S. C. Maty, J. W. Lynch, T. E. Raghunathan, et al., "Childhood Socioeconomic

Position, Gender, Adult Body Mass Index, and Incidence of Type 2 Diabetes Mellitus over 34 Years in the Alameda County Study," *American Journal of Public Health* 98, no. 8 (2008): 1486–1494; G. Turrell, J. W. Lynch, C. Leite, et al., "Socioeconomic Disadvantage in Childhood and across the Life Course and All-Cause Mortality and Physical Function in Adulthood: Evidence from the Alameda County Study," *Journal of Epidemiology and Community Health* 61, no. 8 (2007): 723–730; I. H. Yen and G. A. Kaplan, "Neighborhood Social Environment and Risk of Death: Multilevel Evidence from the Alameda County Study," *American Journal of Epidemiology* 149 (1999): 898–907.

[38] Yen and Kaplan, "Neighborhood Social Environment."

[39] Maty, Lynch, Raghunathan, et al., "Childhood Socioeconomic Position"; Turrell, Lynch, Leite, et al., "Socioeconomic Disadvantage in Childhood."

[40] T. E. Seeman, G. A. Kaplan, L. Knudsen, et al., "Social Network Ties and Mortality among the Elderly in the Alameda County Study," *American Journal of Epidemiology* 126 (1987): 714–723; V. Johnson-Lawrence, S. Galea, and G. A. Kaplan, "Cumulative Socioeconomic Disadvantage and Cardiovascular Disease Mortality in the Alameda County Study 1965 to 2000," *Annals of Epidemiology* 25 (2015): 65–70.

[41] A. Steptoe, A. Shankar, P. Demakakos, and J. Wardle, "Social Isolation, Loneliness, and All-Cause Mortality in Older Men and Women," *PNAS* 110 (2013): 5797–5801.

[42] R. M. Kaplan and R. G. Kronick, "Marital Status and Longevity in the United States Population," *Journal of Epidemiology and Community Health* 60 (2006): 760–765.

[43] S. Stringhini, L. Berkman, A. Dugravot, et al., "Socioeconomic Status, Structural and Functional Measures of Social Support, and Mortality: The British Whitehall II Cohort Study, 1985–2009," *American Journal of Epidemiology* 175 (2012): 1275–1283.

[44] L. F. Berkman, "Assessing the Physical Health Effects of Social Networks and Social Support," *Annual Review of Public Health* 5 (1984): 413–432.

[45] J. Holt-Lunstad, T. B. Smith, M. Baker, et al., "Loneliness and Social Isolation as Risk Factors for Mortality," *Perspectives on Psychological Science* 10, no. 2 (2015): 227–237.

[46] J. T. Cacioppo, S. Cacioppo, S. W. Cole, et al., "Loneliness across Phylogeny and a Call for Comparative Studies and Animal Models," *Perspectives on Psychological Science* 10, no. 2 (2015): 202–212.

[47] M. L. Laudenslager, T. L. Simoneau, S. Philips, et al., "A Randomized Controlled Pilot Study of Inflammatory Gene Expression in Response to a Stress Management Intervention for Stem Cell Transplant Caregivers," *Journal of Behavioral Medicine* 39, no. 2 (2016): 346–354.

[48] J. K. Montez, R. A. Hummer, and M. D. Hayward, "Educational Attainment and Adult Mortality in the United States: A Systematic Analysis of Functional Form," *Demography* 49, no. 1 (2012): 315–336.

[49] J. K. Montez, R. A. Hummer, M. D. Hayward, et al., "Trends in the Educational Gradient of U.S. Adult Mortality from 1986 through 2006 by Race, Gender, and Age Group," *Research on Aging* 33, no. 2 (2011): 145–171.

[50] S. J. Olshansky, T. Antonucci, L. Berkman, et al., "Differences in Life Expectancy due to Race and Educational Differences Are Widening, and Many May Not Catch Up," *Health*

Affairs 31, no. 8 (2012): 1803–1813.

[51] R. G. Rogers, B. G. Everett, A. Zajacova, and R. A. Hummer, "Educational Degrees and Adult Mortality Risk in the United States," *Biodemography and Social Biology* 56, no. 1 (2010): 80–99; J. K. Montez, M. D. Hayward, D. C. Brown, and R. Hummer, "Why Is the Educational Gradient of Mortality Steeper for Men?" *Journals of Gerontology B: Psychological Sciences and Social Sciences* 64B, no. 5 (2009): 625–634.

[52] A. Zajacova, R. A. Hummer, and R. G. Rogers, "Education and Health among U.S. Working-Age Adults: A Detailed Portrait across the Full Educational Attainment Spectrum," *Biodemography and Social Biology* 58, no. 1 (2012): 40–61.

[53] R. M. Kaplan, V. J. Howard, M. M. Safford, and G. Howard, "Educational Attainment and Longevity: Results from the REGARDS U.S. National Cohort Study of Blacks and Whites," *Annals of Epidemiology* 25, no. 5 (2015): 323–328.

[54] J. Ma, J. Xu, R. N. Anderson, and A. Jemal, "Widening Educational Disparities in Premature Death Rates in Twenty-Six States in the United States, 1993–2007," *PLOS One* 7 (2012): e41560.

[55] P. C. Gotzsche and K. J. Jorgensen, "Screening for Breast Cancer with Mammography," *Cochrane Database of Systematic Reviews*, no. 1 (2011): CD001877.

[56] R. Clarke, J. Emberson, A. Fletcher, et al., "Life Expectancy in Relation to Cardiovascular Risk Factors: 38 Year Follow-Up of 19,000 Men in the Whitehall Study," *BMJ* 339, no. 7725 (2009): b3513.

[57] J. K. Montez and M. D. Hayward, "Cumulative Childhood Adversity, Educational Attainment, and Active Life Expectancy among U.S. Adults," *Demography* 51, no. 2 (2014): 413–435.

[58] S. Galea, M. Tracy, J. Hoggatt, et al., "Estimated Deaths Attributable to Social Factors in the United States," *American Journal of Public Health* 101, no. 8 (2011): 1456–1465.

[59] J. Mirowsky, *Education, Social Status, and Health* (New York: Routledge, 2017).

[60] D. M. Cutler and A. Lleras-Muney, "Understanding Differences in Health Behaviors by Education," *Journal of Health Economics* 29, no. 1 (2010): 1–28.

[61] N. Adler, M. S. Pantell, A. O'Donovan, et al., "Educational Attainment and Late Life Telomere Length in the Health, Aging and Body Composition Study," *Brain Behavior and Immunity* 27 (2013): 15–21.

[62] D. Clark, and H. Royer, "The Effect of Education on Adult Mortality and Health: Evidence from Britain," *American Economic Review* 103, no. 6 (2013): 2087–2120.

[63] Institute of Medicine, *Capturing Social and Behavioral Domains and Measures in Electronic Health Records: Phase 2* (Washington DC: National Academies Press, 2014), https://www.ncbi.nlm.nih.gov/books/NBK268995/pdf/Bookshelf_NBK268995.pdf.

[64] A. L. Plough, "Building a Culture of Health: Challenges for the Public Health Workforce," *American Journal of Preventive Medicine* 47, no. 5 (2014): S388–S390.

[65] J. O'Donnell, "Feds to Study Health Benefits of Screening and Linking to Social Services," *USA Today*, February 3, 2016.

[66] E. H. Bradley, M. Canavan, E. Rogan, et al., "Variation in Health Outcomes: The Role of Spending on Social Services, Public Health, and Health Care, 2000–09," *Health Affairs* 35

(2016): 760–768.

6. 日常行为与健康

【1】 N. J. Stone, J. G Robinson, A. H. Lichtenstein, et al., "Treatment of Blood Cholesterol to Reduce Atherosclerotic Cardiovascular Disease Risk in Adults: Synopsis of the 2013 American College of Cardiology /American Heart Association Cholesterol Guideline," *Annals of Internal Medicine* 160 (2014): 339–343.

【2】 S. J. Olshansky, D. J. Passaro, R. C. Hershow, et al., "A Potential Decline in Life Expectancy in the United States in the 21st Century," *NEJM* 352 (2005): 1138–1145.

【3】 "Overdose Death Rates," National Institute of Drug Abuse, last modified September 2017, https://www.drugabuse.gov/related-topics/trends-statistics/overdose-death-rates.

【4】 T. Gomes, M. Tadrous, M. M. Mamdani, J. M. Paterson, and D. N. Juurlink, "The Burden of Opioid-Related Mortality in the United States," *JAMA Network Open* 1, no. 2 (2018): e180217–e180217.

【5】 G. Kolata and S. Cohen, "Drug Overdoses Propel Rise in Mortality Rates of Young Whites," *New York Times*, January 17, 2016.

【6】 R. J. Gatchel, D. D. McGeary, C. A. McGeary, and B. Lippe, "Interdisciplinary Chronic Pain Management: Past, Present, and Future," *American Psychologist* 69 (2014): 119–130.

【7】 US Department of Health and Human Services, *The Health Consequences of Smoking—50 Years of Progress: A Report of the Surgeon General* (Atlanta: USDHHS, Centers for Disease Control and Prevention, National Center for Chronic Disease Prevention and Health Promotion, Office on Smoking and Health, 2014), https://www.ncbi.nlm.nih.gov/books/NBK179276/.

【8】 US Department of Health and Human Services, *The Health Consequences of Smoking*, https://www.ncbi.nlm.nih.gov/books/NBK179276/.

【9】 US Department of Health and Human Services, *The Health Consequences of Smoking*, https://www.ncbi.nlm.nih.gov/books/NBK179276/.

【10】 US Department of Health and Human Services, *The Health Consequences of Smoking*, https://www.ncbi.nlm.nih.gov/books/NBK179276/.

【11】 R. N. Proctor, *Golden Holocaust: Origins of the Cigarette Catastrophe and the Case for Abolition* (Berkeley: University of California Press, 2011); R. N. Proctor, "Why Ban the Sale of Cigarettes? The Case for Abolition," *Tobacco Control* 22, suppl. 1 (2013): i27–i30.

【12】 D. B. Abrams, A. M. Glasser, A. C. Villanti, and R. Niaura, "Cigarettes: The Rise and Decline but Not Demise of the Greatest Behavioral Health Disaster of the 20th Century," in *Population Health: Behavioral and Social Science Insights*, ed. R. M. Kaplan, M. L. Spittel, and D. H. David, AHRQ Pub. No. 15—0002 (Rockville, MD: Agency for Healthcare Research and Quality and Office of Behavioral and Social Sciences Research, National Institutes of Health, 2015), 143–168.

【13】 P. Jha and R. Peto, "Global Effects of Smoking, of Quitting, and of Taxing Tobacco," *NEJM* 370 (2014): 60–68.

【14】 N. K. Cobb and D. B. Abrams, "The FDA, E-Cigarettes, and the Demise of Combusted

Tobacco," *NEJM* 371 (2014): 1469–1471.

【15】 Jha and Peto, "Global Effects of Smoking."

【16】 J. F. Sallis and J. A. Carlson, "Physical Activity: Numerous Benefits and Effective Interventions," in *Population Health: Behavioral and Social Science Insights*, ed. R. M. Kaplan, M. L. Spittel, and D. H. David, AHRQ Pub. No. 15–0002 (Rockville, MD: Agency for Healthcare Research and Quality and Office of Behavioral and Social Sciences Research, National Institutes of Health, 2015), 169–184.

【17】 I. M. Lee, E. J. Shiroma, F. Lobelo, et al., "Effect of Physical Inactivity on Major Non-Communicable Diseases Worldwide: An Analysis of Burden of Disease and Life Expectancy," *Lancet* 380 (2012): 219–229.

【18】 D. A. Glei, F. Mesle, Jacques Vallin, et al., "Diverging Trends in Life Expectancy at Age 50: A Look at Causes of Death," in *International Differences in Mortality at Older Ages: Dimensions and Sources*, ed. E. M. Crimmins, S. H. Preston, and B. Cohen (Washington, DC: National Academies Press, 2010), 385–408.

【19】 G. O'Donovan, I. M. Lee, M. Hamer, and E. Stamatakis, "Association of 'Weekend Warrior' and Other Leisure Time Physical Activity Patterns with Risks for All-Cause, Cardiovascular Disease, and Cancer Mortality," *JAMA Internal Medicine* 177 (2017): 335–342.

【20】 D. C. Lee, A. G. Brellenthin, P. D. Thompson, et al., "Running as a Key Lifestyle Medicine for Longevity," *Progress in Cardiovascular Diseases* 60, no. 1 (2017): 45–55.

【21】 P. Heyn, B. C. Abreu, and K. J. Ottenbacher, "The Effects of Exercise Training on Elderly Persons with Cognitive Impairment and Dementia: A Meta-Analysis," *Archives of Physical Medicine and Rehabilitation* 85 (2004): 1694–1704.

【22】 G. T. Keusch, "The History of Nutrition: Malnutrition, Infection and Immunity," *Journal of Nutrition* 133 (2003): 336S–340S.

【23】 "Adult Obesity Facts," Overweight and Obesity, Centers for Disease Control and Prevention, 2014, https://www.cdc.gov/obesity/data/adult.html.

【24】 C. L. Ogden, M. D. Carroll, B. K. Kit, and K. M. Flegal, "Prevalence of Obesity and Trends in Body Mass Index among US Children and Adolescents, 1999–2010," *JAMA* 307 (2012): 483–490; D. B. Allison, K. R. Fontaine, J. E. Manson, et al., "Annual Deaths Attributable to Obesity in the United States," *JAMA* 282 (1999): 1530–1538.

【25】 E. J. Groessl, R. M. Kaplan, E. Barrett-Connor, and T. G. Ganiats, "Body Mass Index and Quality of Well-Being in a Community of Older Adults," *American Journal of Preventive Medicine* 26 (2004): 126–129; E. A. Finkelstein, I. C. Fiebelkorn, and G. Wang, "National Medical Spending Attributable to Over-weight and Obesity: How Much, and Who's Paying?" *Health Affairs* (2003), suppl. web exclusive, W3—219—26; E. A. Finkelstein, C. J. Ruhm, and K. M. Kosa, "Economic Causes and Consequences of Obesity," *Annual Review of Public Health* 26 (2005): 239–257; E. A. Finkelstein, J. G. Trogdon, J. W. Cohen, and W. Dietz, "Annual Medical Spending Attributable to Obesity: Payer- and Service-Specific Estimates," *Health Affairs* 28 (2009): w822–w831.

【26】 D. D. Kim and A. Basu, "Estimating the Medical Care Costs of Obesity in the United States: Systematic Review, Meta-Analysis, and Empirical Analysis," *Value in Health* 19

(2016): 602–613.

【27】 K. M. Flegal, M. D. Carroll, B. K. Kit, and C. L. Ogden, "Prevalence of Obesity and Trends in the Distribution of Body Mass Index among US Adults, 1999–2010," *JAMA* 307 (2012): 491–497; C. M. Hales, M. D. Carroll, C. D. Fryar, and C. L. Ogden, "Prevalence of Obesity among Adults and Youth: United States, 2015–2016," NCHS Data Brief no. 288, October 2017, National Center for Health Statistics, Centers for Disease Control, https://www.cdc.gov/nchs/data/databriefs/db288.pdf.

【28】 C. L. Ogden, M. D. Carroll, B. K. Kit, and K. M. Flegal, "Prevalence of Obesity and Trends in Body Mass Index among US Children and Adolescents, 1999–2010," *JAMA* 307 (2012): 483–490.

【29】 A. S. Singh, C. Mulder, J. W. Twisk, et al., "Tracking of Childhood Overweight into Adulthood: A Systematic Review of the Literature," *Obesity Reviews* 9, no. 5 (2008): 474–488; D. Mozaffarian, E. J. Benjamin, A. S. Go, et al., "Heart Disease and Stroke Statistics—2015 Update: A Report from the American Heart Association," *Circulation* 131, no. 4 (2015): e29–e322; R. D. Feinman, W. K. Pogozelski, A. Astrup, et al., "Dietary Carbohydrate Restriction as the First Approach in Diabetes Management: Critical Review and Evidence Base," *Nutrition* 31, no. 1 (2015): 1–13; T. Norat, C. Scoccianti, M. C. Boutron-Ruault, et al., "European Code against Cancer 4th Edition: Diet and Cancer," *Cancer Epidemiology* 39 (2015): S56–S66; L. Schwingshackl and G. Hoffmann, "Mediterranean Dietary Pattern, Inflammation and Endothelial Function: A Systematic Review and Meta-analysis of Intervention Trials," *Nutrition, Metabolism and Cardiovascular Diseases* 24, no. 9 (2014): 929–939.

【30】 J. Shen, K. A. Wilmot, N. Ghasemzadeh, et al., "Mediterranean Dietary Patterns and Cardiovascular Health," *Annual Review of Nutrition* 35 (2015): 425–449.

【31】 Shen, Wilmot, Ghasemzadeh, et al., "Mediterranean Dietary Patterns."

【32】 S. Yusuf, S. Hawken, S. Ounpuu, et al., "Effect of Potentially Modifiable Risk Factors Associated with Myocardial Infarction in 52 Countries (the INTERHEART Study): Case-Control Study," *Lancet* 364, no. 9438 (2004): 937–952.

【33】 M. L. Bertoia, E. W. Triche, D. S. Michaud, et al., "Mediterranean and Dietary Approaches to Stop Hypertension Dietary Patterns and Risk of Sudden Cardiac Death in Postmenopausal Women," *American Journal of Clinical Nutrition* 99, no. 2 (2014): 344–351.

【34】 F. Sofi, F. Cesari, R. Abbate, et al., "Adherence to Mediterranean Diet and Health Status: Meta-Analysis," *BMJ* 337, no. 7671 (2008): 673–675.

【35】 A. Trichopoulou, T. Costacou, C. Bamia C, and D. Trichopoulos, "Adherence to a Mediterranean Diet and Survival in a Greek Population," *NEJM* 348, no. 26 (2003): 2599–2608.

【36】 R. Micha, J. L. Peñalvo, F. Cudhea, et al., "Association between Dietary Factors and Mortality from Heart Disease, Stroke, and Type 2 Diabetes in the United States," *JAMA* 317, no. 9 (2017): 912–924.

【37】 F. F. Zhang, J. Liu, C. D. Rehm, P. Wilde, J. R. Mande, and D. Mozaffarian, "Trends and Disparities in Diet Quality Among US Adults by Supplemental Nutrition Assistance Program Participation Status," *JAMA Network Open* 1, no. 2 (2018): e180237–e180237.

【38】 E. B. Fisher, M. L. Fitzgibbon, R. E. Glasgow, et al. "Behavior Matters," *American Journal of Preventive Medicine* 40 (2011): e15–e30.

【39】 D. G. Meyers, J. S. Neuberger, J. He, "Cardiovascular Effect of Bans on Smoking in Public Places: A Systematic Review and Meta-Analysis," *Journal of the American College of Cardiology* 54, no. 14 (2009): 1249–1255.

【40】 K. D. Brownell and J. L. Pomeranz, "The Trans-Fat Ban—Food Regulation and Long-Term Health," *NEJM* 370 (2014): 1773–1775.

【41】 D. Mozaffarian, M. B. Katan, A. Ascherio, et al., "Trans Fatty Acids and Cardiovascular Disease," *NEJM* 354 (2006):1601–1613.

【42】 M. R. L'Abbé, S. Stender, C. Skeaff, and M. Tavella, "Approaches to Removing Trans Fats from the Food Supply in Industrialized and Developing Countries," *European Journal of Clinical Nutrition* 63 (2009): S50–S67.

【43】 O. Elbek, O. Kılınç, Z. A. Aytemur, et al., "Tobacco Control in Turkey," *Turkish Thoracic Journal* 16, no. 3 (2015): 141–150.

【44】 World Health Organization, *Global Status Report on Noncommunicable Diseases 2014* (Geneva: World Health Association, 2014), 88, http://apps.who.int/iris/bitstream/handle/10665/148114/9789241564854_en.

【45】 M. A. Cochero, J. Rivera-Dommarco, B. M. Popkin, and S. W. Ng., "In Mexico, Evidence of Sustained Consumer Response Two Years after Implementing a Sugar-Sweetened Beverage Tax," *Health Affairs* 36, no. 3 (2017): 564–571.

【46】 World Health Organization, *Global Status Report on Noncommunicable Diseases 2014* (Geneva: World Health Association, 2014), http://apps.who.int/iris/bitstream/handle/10665/148114/9789241564854_en.

【47】 A. S. Relman and M. Angell, "Resolved: Psychosocial Interventions Can Improve Clinical Outcomes in Organic Disease (Con)," *Psychosomatic Medicine* 64, no. 4 (2002): 558–563.

【48】 R. M. Kaplan and V. L. Irvin, "Likelihood of Null Effects of Large NHLBI Clinical Trials Has Increased over Time," *PLOS One* 10 (2015): e0132382.

【49】 V. L. Irvin and R. M. Kaplan, "Effect Sizes and Primary Outcomes in Large-Budget, Cardiovascular-Related Behavioral Randomized Controlled Trials Funded by NIH since 1980," *Annals of Behavioral Medicine* 50, no. 1 (2016): 130–146.

【50】 Irvin and Kaplan, "Effect Sizes and Primary Outcomes."

【51】 Kaplan and Irvin, "Likelihood of Null Effects."

【52】 *FY 1990 Appropriation for the National Institutes of Health: Hearing Before the Subcommitte on Labor-Health and Human Services–Education, U.S. House of Representatives Committee on Appropriations*, 101st Cong. (May 1, 1989) (testimony of S. Scarr, president of the American Psychological Association).

【53】 R. M. Kaplan, S. Bennett-Johnson, and P. C. Kobor, "NIH Behavioral and Social Sciences Research Support: 1980–2016," *American Psychologist* 72, no. 8 (2017): 808–821.

【54】 B. Healy, "Health and Behavior Research 10-Year Plan," National Institutes of Health, Bethesda, MD, 1992.

【55】 G. C. Lee and S. Jonas, "A Proportional Funding Approach to Understanding

Extramural Behavioral and Social Sciences Research and Basic Behavioral and Social Sciences Research in the NIH's Research and Basic Disease Categorization (RCDC) System," Science and Technology Policy Institute, Washington, DC, 2013.

[56] R. M. Kaplan, S. B. Johnson, and P. C. Kobor, "NIH Behavioral and Social Sciences Research Support: 1980–2016," *American Psychologist* 72 (2017) 808–821.

[57] R. Patterson, Precision Medicine and Public Health: The Science of Dissemination and Implementation (PowerPoint presentation, Science of Dissemination and Implementation meetting, Washington, DC, 2015).

[58] R. M. Kaplan, Z. Fang, and G. Morgan, "Providers' Advice Concerning Smoking Cessation: Evidence from the Medical Expenditures Panel Survey," *Preventive Medicine* 91 (2016): 32–36.

[59] Kaplan and Morgan, "Provider's Advice Concerning Smoking Cessation."

7. 前行之路

[1] S. H. Woolf and L. Y. Aron, "Failing Health of the United States: The Role of Challenging Life Conditions and the Policies behind Them," *BMJ* 360 (2018): K496.

[2] D. R. Williams, N. Priest, and N. B. Anderson, "Understanding Associations among Race, Socioeconomic Status, and Health: Patterns and Prospects," *Health Psychology* 35, no. 4 (2016): 407–411.

[3] C. Chanfreau-Coffinier, S. M. Teutsch, and J. E. Fielding, "Assessing the Population Impact of Published Intervention Studies," Discussion Paper, Institute of Medicine, Washington, DC, June 23, 2015, https://nam.edu/wp-content/uploads/2015/06/PopulationImpactPublishedInterventionStudies.pdf.

[4] M. J. Joyner, N. Paneth, and J. P. Ioannidis, "What Happens When Underperforming Big Ideas in Research Become Entrenched?" *JAMA* 316, no. 13 (2016): 1355–1356.

[5] J. L. Dieleman, E. Squires, A. L. Bui, et al., "Factors Associated with Increases in US Health Care Spending, 1996–2013," *JAMA* 318 (2017): 1668–1678.

[6] V. R. Fuchs, "Major Concepts of Health Care Economics," *Annals of Internal Medicine* 162 (2015): 380–383.

[7] Chanfreau-Coffinier, Teutsch, and Fielding, "Assessing the Population Impact," https://nam.edu/wp-content/uploads/2015/06/PopulationImpactPublishedInterventionStudies.pdf.

[8] J. S. House, *Beyond Obamacare: Life, Death, and Social Policy* (New York: Russell Sage Foundation, 2015).

[9] P. A. Briss, S. Zaza, M. Pappaioanou, et al., "Developing an Evidence-Based *Guide to Community Preventive Services*—Methods," *American Journal of Preventive Medicine* 18, suppl. 1 (2000): 35–43.

[10] C. E. Steuerle, *Dead Men Ruling: How to Restore Fiscal Freedom and Rescue Our Future* (New York: Century Foundation Press, 2014).

[11] L. M. Schwartz, S. Woloshin, F. J. Fowler Jr., and H. G. Welch, "Enthusiasm for Cancer Screening in the United States," *JAMA* 291 (2004): 71–78; L. M. Schwartz, S. Woloshin, and H. G. Welch, "Using a Drug Facts Box to Communicate Drug Benefits and

Harms: Two Randomized Trials," *Annals of Internal Medicine* 150 (2009): 516–527.

[12] H. Macdonald, "Navigating Uncertainty," *BJM* 357 (2017): j2524.

[13] M. Baum, "'Catch It Early, Save a Life and Save a Breast': This Misleading Mantra of Mammography," *Journal of the Royal Society of Medicine* 108, no. 9 (2015): 338–339; R. F. Redberg and M. H. Katz, "Statins for Primary Prevention: The Debate Is Intense, but the Data Are Weak," *JAMA Internal Medicine* 177 (2017): 21–23.

[14] V. Arora, C. Moriates, and N. Shah, *Understanding Value-Based Healthcare* (New York: McGraw Hill Professional, 2015).

[15] R. Collins, C. Reith, J. Emberson, et al., "Interpretation of the Evidence for the Efficacy and Safety of Statin Therapy," *Lancet* 388 (2016): 2532–2561.

[16] R. Knopp, M. d'Emden, J. Smilde, and S. Pocock, "Efficacy and Safety of Atorvastatin in the Prevention of Cardiovascular Endpoints in Subjects with Type 2 Diabetes: The Atorvastatin Study for Prevention of Coronary Heart Disease Endpoints in Non-Insulin-Dependent Diabetes Mellitus (ASPEN)," *Diabetes Care* 29, no. 7 (2006): 1478–1485.

[17] J. R. Downs, M. Clearfield, S. Weis, et al., "Primary Prevention of Acute Coronary Events with Lovastatin in Men and Women with Average Cholesterol Levels: Results of AFCAPS/ TexCAPS," *JAMA* 279, no. 20 (1998): 1615–1622.

[18] M. F. Clarke, S. R. Quake, P. D. Dalerba, et al., "Methods and Systems for Analysis of Single Cells," US Patent 9,850,483, filed July 19, 2011, issued December 26, 2017.

[19] J. E. Fielding, "Social Determinants of Health: Building Wide Coalitions around Well-Honed Messages," *American Journal of Public Health* 107 (2017): 870.

[20] M. V. Maciosek, A. B. LaFrance, S. P. Dehmer, et al., "Updated Priorities among Effective Clinical Preventive Services," *Annals of Family Medicine* 15, no. 1 (2017): 14–22.

[21] Redberg and Katz, "Statins for Primary Prevention"; J. P. Ioannidis, "Why Most Clinical Research Is Not Useful," *PLOS Medicine* 13 (2016): e1002049.

[22] R. M. Kaplan and V. L. Irvin, "Likelihood of Null Effects of Large NHLBI Clinical Trials Has Increased over Time," *PLOS One* 10 (2015): e0132382.

[23] W. Wan, "NIH Adopts New Rules on Human Research, Worrying Behavioral Scientists," *Washington Post*, January 24, 2018.

[24] P. Lurie, H. S. Chahal, D. W. Sigelman, et al., "Comparison of Content of FDA Letters Not Approving Applications for New Drugs and Associated Public Announcements from Sponsors: Cross Sectional Study," *BMJ* 350 (2015): h2758.

[25] J. Lenzer, *The Danger within Us: America's Untested, Unregulated Medical Device Industry and One Man's Battle to Survive It* (New York: Little Brown, 2017).

[26] J. M. Sharfstein and M. Stebbins, "Enhancing Transparency at the US Food and Drug Administration: Moving Beyond the 21st Century Cures Act," *JAMA* 317, no. 16 (2017): 1621–1622.

[27] N. Halfon, K. Larson, M. Lu, et al., "Lifecourse Health Development: Past, Present and Future," *Maternal and Child Health Journal* 18 (2014): 344–365.

[28] C. A. Kiesler, "US Mental Health Policy: Doomed to Fail," *American Psychologist* 47 (1992): 1077–1082.

[29] K. Larson, S. A. Russ, R. S. Kahn, et al., "Health Disparities: A Life Course Health

Development Perspective and Future Research Directions," in *Handbook of Life Course Health Development*, ed. N. Halfon, C. Forrest, R. Lerner, and E. Faustman (Cham: Springer, 2018), 499–520.

[30] N. Halfon, P. Long, D. I. Chang, et al., "Applying a 3.0 Transformation Framework to Guide Large-Scale Health System Reform," *Health Affairs* 33 (2014): 2003–2011.

[31] N. Halfon, P. H. Wise, and C. B. Forrest, "The Changing Nature of Children's Health Development: New Challenges Require Major Policy Solutions," *Health Affairs* 33 (2014): 2116–2124.

[32] A. Schickedanz, B. P. Dreyer, and N. Halfon, "Childhood Poverty: Understanding and Preventing the Adverse Impacts of a Most-Prevalent Risk to Pediatric Health and Well-Being," *Pediatric Clinics of North America* 62 (2015): 1111–1135.

[33] G. P. Mays and S. A. Smith, "Evidence Links Increases in Public Health Spending to Declines in Preventable Deaths," *Health Affairs* 30, no. 8 (2011): 1585–1593.

[34] J. D. Berry, A. Dyer, X. Cai, et al., "Lifetime Risks of Cardiovascular Disease," *NEJM* 366, no. 4 (2012): 321–329.

[35] T.-H. T. Vu, M. R. Carnethon, K. Liu, et al., "Obesity Status in Younger Age, 39-Year Weight Change and Physical Performance in Older Age: The Chicago Healthy Aging Study (CHAS)," poster abstract, *Circulation* 135, suppl. 1 (2017): AP010.

[36] J. Zissimopoulos, E. Crimmins, and P. St. Clair, "The Value of Delaying Alzheimer's Disease Onset," *Forum for Health Economics and Policy* 18, no. 1 (2014): 25–39.

[37] "The 2016 Annual Homeless Assessment Report (AHAR) to Congress: Part 1, Point-in-Time Estimates of Homelessness," US Department of Housing and Urban Development, Office of Community Planning and Development, Washington, DC, November 2016, https://www.hudexchange.info/resources/documents/2016-AHAR-Part-1.pdf.

[38] M. H. Katz, "Homelessness—Challenges and Progress," *JAMA* 318, no. 23 (2017): 2293–2294.

[39] T. P. Baggett, S. W. Hwang, J. J. O'Connell, et al., "Mortality among Homeless Adults in Boston: Shifts in Causes of Death over a 15-Year Period," *JAMA Internal Medicine* 173, no.3 (2013): 189–195.

[40] P. Reilly, "Why Hawaii Bill Would Treat Homelessness as a Medical Condition," *Christian Science Monitor*, January 27, 2017.

[41] Helping Hands Hawai'i, 2015 Annual Report, http://helpinghandshawaii.org/wp-content/uploads/HHH-Annual-Report-2015FINAL.compressed.pdf.

[42] M. Sandel and M. Desmond, "Investing in Housing for Health Improves Both Mission and Margin," *JAMA* 318, no. 23 (2017): 2291–2292.

[43] A. L. Brewster, S. Kunkel, J. Straker, and L. A. Curry, "Cross-Sectoral Partnerships by Area Agencies on Aging: Associations with Health Care Use and Spending," *Health Affairs* 37 (2018): 15–21.

[44] Brewster, Kunkel, Straker, and Curry, "Cross-Sectoral Partnerships"; K. Armstrong, "Chemobrain: Physiological Predisposing Factors," *Medsurg Nursing* 25, no. 4 (2016): 215–218.

[45] S. L. Szanton, Y. N. Alfonso, B. Leff, et al., "Medicaid Cost Savings of a Preventive

Home Visit Program for Disabled Older Adults," *Journal of the American Geriatrics Society* 66, no. 3 (2018): 614–620.

【46】 T. R. Frieden, K. Ethier, and A. Schuchat, "Improving the Health of the United States with a 'Winnable Battles' Initiative," *JAMA* 317, no. 9 (2017): 903–904.

【47】 L. W. Green, J. M. Ottoson, C. García, and R. A. Hiatt, "Diffusion Theory and Knowledge Dissemination, Utilization, and Integration in Public Health," *Annual Review of Public Health* 30 (2009): 151–174.

【48】 R. C. Brownson, G. A. Colditz, and E. K. Proctor, *Dissemination and Implementation Research in Health: Translating Science to Practice* (New York: Oxford University Press, 2012).

【49】 "The All of Us Research Program," website, National Institutes of Health, https://allofus.nih.gov/.

【50】 S. H. Woolf and L. Y. Aron, "The US Health Disadvantage Relative to Other High-Income Countries: Findings from a National Research Council/Institute of Medicine Report," *JAMA* 309, no. 8 (2013): 771–772.

【51】 Institute of Medicine, Committee on the Learning Health Care System in America, *Best Care at Lower Cost: The Path to Continuously Learning Health Care in America*, ed. M. Smith, R. Saunders, L. Stuckhardt, and J. M. McGinnis (Washington, DC: National Academies Press, 2013).

【52】 D. M. Berwick and A. D. Hackbarth, "Eliminating Waste in US Health Care," *JAMA* 307 (2012): 1513–1516.

【53】 R. J. Reid and E. H. Wagner, "The Veterans Health Administration Patient Aligned Care Teams: Lessons in Primary Care Transformation," *Journal of General Internal Medicine* 29, suppl. 2 (2014): S552–S554.

【54】 R. M. Kaplan, *Disease, Diagnoses, and Dollars* (New York: Springer, 2009).

【55】 A. McPhee, A. Ali, H. Rush, and G. Oades, "Small Renal Mass Biopsies: An Effective Tool in Avoiding Unnecessary Surgery," *European Journal of Cancer* 72, suppl. 1 (2017): S189–S190; B. E. Jones and M. H. Samore, "Antibiotic Overuse: Clinicians Are the Solution," *Annals of Internal Medicine* 166 (2017): 844–845.

【56】 V. Saini, S. Garcia-Armesto, D. Klemperer, et al., "Drivers of Poor Medical Care," *Lancet* 390 (2017): 178–190.

【57】 S. T. Rinne, A. J. Walkey, M.-S. Shieh, et al., "Regional Variation in Do Not Resuscitate Orders and End of Life Health Care Use and Spending in the United States," abstract, *American Journal of Respiratory and Critical Care Medicine* 195 (2017): A7099.

【58】 L. P. Casalino, D. Gans, R. Weber, et al., "US Physician Practices Spend More than $15.4 Billion Annually to Report Quality Measures," *Health Affairs* 35 (2016): 401–406.

【59】 D. M. Berwick, "Era 3 for Medicine and Health Care," *JAMA* 315 (2016): 1329–1330.

【60】 T. Rice, P. Rosenau, L. Y. Unruh, and A. J. Barnes, "United States of America: Health System Review," *Health Systems in Transition* 15, no. 3 (2013), http://www.euro.who.int/_data/assets/pdf_file/0019/215155/HiT-United-States-of-America.pdf.

【61】 S. Brill, *America's Bitter Pill: Money, Politics, Backroom Deals, and the Fight to Fix Our Broken Healthcare System* (New York: Random House, 2015).

[62]   T. Rice, *The Economics of Health Reconsidered* (Chicago: Health Administration Press, 1998).

[63]   M. L. Spittel, W. T. Riley, and R. M. Kaplan, "Educational Attainment and Life Expectancy: A Perspective from the NIH Office of Behavioral and Social Sciences Research," *Social Science and Medicine* 127 (2015): 203–205.

附录

[1]   A. C. Heath, K. M. Kirk, J. M. Meyer, and N. G. Martin, "Genetic and Social Determinants of Initiation and Age at Onset of Smoking in Australian Twins," *Behavioral Genetics* 29 (1999): 395–407; H. H. Maes, M. C. Neale, K. S. Kendler, et al. "Genetic and Cultural Transmission of Smoking Initiation: An Extended Twin Kinship Model," *Behavioral Genetics* 36 (2006): 795–808; A. Agrawal, P. A. Madden, A. C. Heath, et al., "Correlates of Regular Cigarette Smoking in a Population-Based Sample of Australian Twins," *Addiction* 100 (2005): 1709–1719; P. A. Madden, A. C. Heath, N. L. Pedersen, et al., "The Genetics of Smoking Persistence in Men and Women: A Multicultural Study," *Behavioral Genetics* 29 (1999): 423–431.

[2]   L. Perusse, A. Tremblay, C. Leblanc, et al., "Familial Resemblance in Energy Intake: Contribution of Genetic and Environmental Factors," *American Journal of Clinical Nutrition* 47 (1988): 629–635; D. R. Reed, A. A. Bachmanov, G. K. Beauchamp et al., "Heritable Variation in Food Preferences and Their Contribution to Obesity," *Behavioral Genetics* 27 (1997): 373–387.

[3]   K. Samaras, P. J. Kelly, M. N. Chiano, et al., "Genetic and Environmental Influences on Total-Body and Central Abdominal Fat: The Effect of Physical Activity in Female Twins," *Annals of Internal Medicine* 130 (1999): 873–882.

[4]   F. Ducci, M. A. Enoch, C. Hodgkinson, et al., "Interaction between a Functional MAOA Locus and Childhood Sexual Abuse Predicts Alcoholism and Antisocial Personality Disorder in Adult Women," *Molecular Psychiatry* 13 (2008): 334–347.

[5]   R. B. Williams, "Lower Central Nervous System Serotonergic Function and Risk of Cardiovascular Disease: Where Are We, What's Next?" *Stroke* 38 (2007): 2213–2214.

[6]   D. Ornish, M. J. Magbanua, G. Weidner, et al., "Changes in Prostate Gene Expression in Men Undergoing an Intensive Nutrition and Lifestyle Intervention," *PNAS* 105 (2008): 8369–8374.

[7]   J. P. Capitanio, K. Abel, S. P. Mendoza, et al., "Personality and Serotonin Transporter Genotype Interact with Social Context to Affect Immunity and Viral Set-Point in Simian Immunodeficiency Virus Disease," *Brain, Behavior, and Immunity* 22 (2008): 676–689.

[8]   Centers for Disease Control and Prevention, *The Health Consequences of Smoking: A Report of the Surgeon General* (Atlanta: US Department of Health and Human Services, CDC, 2004).

[9]   M. Sharma, "Behavioural Interventions for Preventing and Treating Obesity in Adults," *Obesity Reviews* 8 (2007): 441–449; US Department of Health and Human Services, *The Surgeon General's Call to Action to Prevent and Decrease Overweight and Obesity*

(Washington, DC: Public Health Service, Office of the Surgeon General, 2001); A. Must, J. Spadano, E. H. Coakley, et al., "The Disease Burden Associated with Overweight and Obesity," *JAMA* 282 (1999): 1523–1529; National Heart, Lung, and Blood Institute and National Institute of Diabetes and Digestive and Kidney Disease, *Clinical Guidelines on the Identification, Evaluation, and Treatment of Overweight and Obesity in Adults*, report no. 98–4083 (Washington, DC: National Institutes of Health, 1998); E. E. Calle and M. J. Thun, "Obesity and Cancer," *Oncogene* 23 (2004): 6365–6378; J. H. Goldberg and A. C. King, "Physical Activity and Weight Management across the Lifespan," *Annual Review of Public Health* 28 (2007): 145–170; M. B. Schulze and F. B. Hu, "Primary Prevention of Diabetes: What Can Be Done and How Much Can Be Prevented?" *Annual Review of Public Health* 26 (2005): 445–467.

[10] S. N. Blair, H. W. Kohl III, R. S. Paffenbarger Jr., et al., "Physical Fitness and All-Cause Mortality: A Prospective Study of Healthy Men and Women," *JAMA* 262 (1989): 2395–2401.

[11] W. L. Haskell, I. M. Lee, R. R. Pate, et al., "Physical Activity and Public Health: Updated Recommendation for Adults from the American College of Sports Medicine and the American Heart Association," *Medicine and Science in Sports and Exercise* 39 (2007):1423–1434; J. A. Berlin and G. A. Colditz, "A Meta-Analysis of Physical Activity in the Prevention of Coronary Heart Disease," *American Journal of Epidemiology* 132 (1990): 612–628; K. E. Powell, P. D. Thompson, C. J. Caspersen, and J. S. Kendrick, "Physical Activity and the Incidence of Coronary Heart Disease," *Annual Review of Public Health* 8 (1987) 8: 253–287.

[12] Healthy People 2010. Leading Health Indicators 2000, https://healthypeople.gov/2010/LHI/.

[13] R. H. Eckel and R. M. Krauss, for the AHA Nutrition Committee, "American Heart Association Call to Action: Obesity as a Major Risk Factor for Coronary Heart Disease," *Circulation* 97 (1998): 2099–2100.

[14] Office of Behavioral and Social Sciences Research, *The Contributions of Behavioral and Social Sciences Research to Improving the Health of the Nation: A Prospectus for the Future* (Washington, DC: U.S. Department of Health and Human Services, National Institutes of Health, August 2007); L. H. Kuller, "Dietary Fat and Chronic Diseases: Epidemiologic Overview," *Journal of the American Dietetic Association* 97 (1997): S9–S15; P. Greenwald, C. K. Clifford, and J. A. Milner, "Diet and Cancer Prevention," *European Journal of Cancer* 37 (2001): 948–965; B. Rockhill, W. C. Willett, D. J. Hunter, et al., "A Prospective Study of Recreational Physical Activity and Breast Cancer Risk," *Archives of Internal Medicine* 159 (1999): 2290–2296; C. E. Matthews, X. O. Shu, F. Jin, et al., "Lifetime Physical Activity and Breast Cancer Risk in the Shanghai Breast Cancer Study," *British Journal of Cancer* 84 (2001): 994–1001; I. Thune, T. Brenn, E. Lund, and M. Gaard, "Physical Activity and the Risk of Breast Cancer," *NEJM* 1997 (336): 1269–1275.

[15] E. M. Reiche, S. O. Nunes, and H. K. Morimoto, "Stress, Depression, the Immune System, and Cancer," *Lancet Oncology* 5 (2004): 617–625; J. Leserman, "Role of Depression, Stress, and Trauma in HIV Disease Progression," *Psychosomatic Medicine* 70 (2008): 539–545.

[16] N. R. Anthonisen, M. A. Skeans, R. A. Wise, et al., "The Effects of a Smoking

Cessation Intervention on 14.5-Year Mortality: A Randomized Clinical Trial," *Annals of Internal Medicine* 142 (2005): 233–239.

[17] K. J. Campbell and K. D. Hesketh, "Strategies Which Aim to Positively Impact on Weight, Physical Activity, Diet and Sedentary Behaviours in Children from Zero to Five Years: A Systematic Review of the Literature," *Obesity Reviews* 8 (2007): 327–338; C. D. Summerbell, E. Waters, L. D. Edmunds, et al., "Interventions for Preventing Obesity in Children," *Cochrane Database of Systematic Reviews* (2005): CD001871; L. H. Epstein, A. Valoski, R. R. Wing, and J. McCurley, "Ten-Year Outcomes of Behavioral Family-Based Treatment for Childhood Obesity," *Health Psychology* 13 (1994): 373–383; M. L. Fitzgibbon, M. R. Stolley, L. Schiffer, et al., "Two-Year Follow-Up Results for Hip-Hop to Health Jr.: A Randomized Controlled Trial for Overweight Prevention in Preschool Minority Children," *Journal of Pediatrics* 146 (2005): 618–625; J. B. Connelly, M. J. Duaso, and G. Butler, "A Systematic Review of Controlled Trials of Interventions to Prevent Childhood Obesity and Overweight: A Realistic Synthesis of the Evidence," *Public Health* 121 (2007): 510–517; L. DeMattia, L. Lemont, and L. Meurer, "Do Interventions to Limit Sedentary Behaviours Change Behaviour and Reduce Childhood Obesity? A Critical Review of the Literature," *Obesity Reviews* 8 (2007): 69–81.

[18] M. Savoye, M. Shaw, J. Dziura, et al., "Effects of a Weight Management Program on Body Composition and Metabolic Parameters in Overweight Children," *JAMA* 297 (2007): 2697–2704.

[19] A. Swartz, S. Strath, D. Bassett, et al. "Increasing Daily Walking Improves Glucose Tolerance in Overweight Women," *Preventive Medicine* 37 (2003): 356–362.

[20] M. J. O'Connor and S. E. Whaley, "Brief Intervention for Alcohol Use by Pregnant Women," *American Journal of Public Health* 97 (2007): 252–258.

[21] Diabetes Prevention Program Research Group, "Reduction of the Incidence of Type 2 Diabetes with Lifestyle Intervention or Metformin," *NEJM* 346 (2002): 393–403; J. Tuomilehto, J. Lindstrom, J. G. Ericksson, et al., "Prevention of Type 2 Diabetes Mellitus by Changes in Lifestyle among Subjects with Impaired Glucose Tolerance," *NEJM* 344 (2001): 1343–1350; J. Lindstrom, P. Ilanne-Parikka, M. Peltonen, et al., "Sustained Reduction in the Incidence of Type 2 Diabetes by Lifestyle Intervention: Follow-Up of the Finnish Diabetes Prevention Study," *Lancet* 368 (2006): 1673–1679.

[22] J. A. Meyerhardt, D. Heseltine, D. Niedzwiecki, et al., "Impact of Physical Activity on Cancer Recurrence and Survival in Patients with Stage III Colon Cancer: Findings from CALGB 89803," *Journal of Clinical Oncology* 24 (2006): 3535–3541; A. K. Samad, R. S. Taylor, T. Marshall, and M. A. Chapman, "A Meta-Analysis of the Association of Physical Activity with Reduced Risk of Colorectal Cancer," *Colorectal Disease* 7 (2005): 204–213; R. Ballard-Barbash, A. Schatzkin, D. Albanes, et al., "Physical Activity and Risk of Large Bowel Cancer in the Framingham Study," *Cancer Research* 50 (1990): 3610–3613; M. E. Martinez, E. Giovannucci, D. Spiegelman, et al., "Leisure-Time Physical Activity, Body Size, and Colon Cancer in Women," *Journal of the National Cancer Institute* 89 (1997): 948–955; I. M. Lee, R. S. Paffenbarger Jr., and C. Hsieh, "Physical Activity and Risk of Developing Colorectal Cancer among College Alumni," *Journal of the National Cancer Institute* 83 (1991):

1324–1329; D. Albanes, A. Blair, and P. R. Taylor, "Physical Activity and Risk of Cancer in the NHANES I Population," *American Journal of Public Health* 79 (1989): 744–750; M. J. Thun, E. E. Calle, M. M. Namboodiri, et al., "Risk Factors for Fatal Colon Cancer in a Large Prospective Study," *Journal of the National Cancer Institute* 84 (1992): 1491–1500.

[23] US Preventive Services Task Force, "Behavioral Counseling to Prevent Sexually Transmitted Infections: U.S. Preventive Services Task Force Recommendation Statement," *Annals of Internal Medicine* 149, no. 7 (2008): 491–496.

[24] M. C. Fiore, W. C. Bailey, S. J. Cohen, et al., *Treating Tobacco Use and Dependence: Clinical Practice Guideline* (Rockville, MD: US Dept. of Health and Human Services, Public Health Service, 2000).

[25] R. Perez-Escamilla, A. Hromi-Fiedler, S. Vega-Lopez, et al., "Impact of Peer Nutrition Education on Dietary Behaviors and Health Outcomes among Latinos: A Systematic Literature Review," *Journal of Nutrition Education and Behavior* 40 (2008): 208–225.

[26] N. G. Boule, E. Haddad, G. P. Kenny, et al., "Effects of Exercise on Glycemic Control and Body Mass in Type 2 Diabetes Mellitus: A Meta-Analysis of Controlled Clinical Trials," *JAMA* 286 (2001): 1218–1227.

[27] US Preventive Services Task Force, "Screening and Behavioral Counseling Inverventions in Primary Care to Reduce Alcohol Misuse: Recommendation Statement," *American Family Physician* 70, no. 2 (2004): 353–358; E. P. Whitlock, M. R. Polen, C. A. Green, et al., "Behavioral Counseling Interventions in Primary Care to Reduce Risky/Harmful Alcohol Use by Adults: A Summary of the Evidence for the U.S. Preventive Services Task Force," *Annals of Internal Medicine* 140 (2004): 557–568.

[28] S. L. Norris, M. M. Engelgau, and K. M. Narayan, "Effectiveness of Self-Management Training in Type 2 Diabetes: A Systematic Review of Randomized Controlled Trials," *Diabetes Care* 24 (2001): 561–587.

[29] S. L. Norris, J. Lau, S. J. Smith, et al., "Self-Management Education for Adults with Type 2 Diabetes: A Meta-Analysis of the Effect on Glycemic Control," *Diabetes Care* 25 (2002): 1159–1171; R. M. Anderson, M. M. Funnell, P. A. Barr, et al., "Learning to Empower Patients: Results of Professional Education Program for Diabetes Educators," *Diabetes Care* 14 (1991): 584–590; R. M. Anderson, M. M. Funnell, P. M. Butler, et al., "Patient Empowerment: Results of a Randomized Controlled Trial," *Diabetes Care* 18 (1995): 943–949; S. Greenfield, S. H. Kaplan, J. E. Ware, et al., "Patients' Participation in Medical Care: Effects on Blood Sugar Control and Quality of Life in Diabetes," *Journal of General Internal Medicine* 3 (1988): 448–457; R. R. Rubin, M. Peyrot, and C. D. Saudek, "Effect of Diabetes Education on Self-Care, Metabolic Control, and Emotional Well-Being," *Diabetes Care* 12 (1989): 673–679; R. R. Rubin, M. Peyrot, and C. D. Saudek, "The Effect of a Comprehensive Diabetes Education Program Incorporating Coping Skills Training on Emotional Wellbeing and Diabetes Self-Efficacy," *Diabetes Educator* 19 (1993): 210–214; I. Muhlhauser and M. Berger, "Diabetes Education and Insulin Therapy: When Will They Ever Learn?" *Journal of Internal Medicine* 233 (1993): 321–326; T. R. Pieber, G. A. Brunner, W. J. Schnedl, et al., "Evaluation of a Structured Outpatient Group Education Program for Intensive Insulin Therapy," *Diabetes Care* 18 (1995): 625–630; S. Clement, "Diabetes Self-Management

Education," *Diabetes Care* 18 (1995): 1204–1214; R. E. Aubert, W. H. Herman, J. Waters, et al., "Nurse Case Management to Improve Glycemic Control in Diabetic Patients in a Health Maintenance Organization: A Randomized, Controlled Trial," *Annals of Internal Medicine* 129 (1998): 605–612.

[30] R. Glasgow, D. J. Toobert, and S. Hampson, "Participation in Outpatient Diabetes Education Programs: How Many Patients Take Part and How Representative Are They?" *Diabetes Educator* 5 (1991): 376–380; R. E. Glasgow, D. J. Toobert, S. E. Hampson, et al., "Improving Self-Care among Older Patients with Type II Diabetes: The 'Sixty Something ...' Study," *Patient Education and Counseling* 19 (1992): 61–74; R. M. Anderson, W. H. Herman, J. M. Davis, et al., "Barriers to Improving Diabetes Care for Black Persons," *Diabetes Care* 14 (1991): 605–609.

[31] The Diabetes Control and Complications Trial Research Group, "The Effect of Intensive Treatment of Diabetes on the Development and Progression of Long-Term Complications in Insulin-Dependent Diabetes Mellitus," *NEJM* 329 (1993): 977–986; The Diabetes Control and Complications Trial Research Group, "Implementation of Treatment Protocols in the Diabetes Control and Complications Trial," *Diabetes Care* 18 (1995): 361–376.

[32] The Diabetes Control and Complications Trial/Epidemiology of Diabetes Interventions and Complications (DCCT/EDIC) Study Research Group, "Intensive Diabetes Treatment and Cardiovascular Disease in Patients with Type 1 Diabetes," *NEJM* 353 (2005): 2643–2653.

[33] D. Ornish, L. W. Scherwitz, J. H. Billings, et al., "Intensive Lifestyle Changes for Reversal of Coronary Heart Disease," *JAMA* 280 (1998): 2001–2007.

[34] G. C. Fonarow, A. Gawlinski, S. Moughrabi, and J. Tillisch, "Improved Treatment of Coronary Heart Disease by Implementation of a Cardiac Hospitalization Atherosclerosis Management Program (CHAMP)," *American Journal of Cardiology* 87 (2001): 819–822.

[35] M. G. MacVicar, M. L. Winningham, and J. L. Nickel, "Effects of Aerobic Interval Training on Cancer Patients' Functional Capacity," *Nursing Research* 38 (1989): 348–351; F. Dimeo, S. Fetscher, W. Lange, et al., "Effects of Aerobic Exercise on the Physical Performance and Incidence of Treatment-Related Complications after High-Dose Chemotherapy," *Blood* 90 (1997): 3390–3394; V. Mock, K. H. Dow, C. J. Meares, et al. "Effects of Exercise on Fatigue, Physical Functioning, and Emotional Distress during Radiation Therapy for Breast Cancer," *Oncology Nursing Forum* 24 (1997): 991–1000.

[36] Office of Behavioral and Social Sciences Research, *The Contributions of Behavioral and Social Sciences Research to Improving the Health of the Nation: A Prospectus for the Future* (Washington, DC: US Department of Health and Human Services, National Institutes of Health, August 2007).

[37] D. Wilson, J. Parsons, and M. Wakefield, "The Health-Related Quality-of-Life of Never Smokers, Ex-Smokers, and Light, Moderate, and Heavy Smokers," *Preventive Medicine* 29 (1999): 139–144; T. Ostbye and D. H. Taylor, "The Effect of Smoking on Years of Healthy Life (YHL) Lost among Middle-Aged and Older Americans," *Health Services Research* 39 (2004): 531–552; K. Crothers, T. A. Griffith, K. A. McGinnis, et al., "The Impact of Cigarette Smoking on Mortality, Quality of Life, and Comorbid Illness among HIV-Positive Veterans," *Journal of General Internal Medicine* 20 (2005): 1142–1145; Y. I. Garces, P. Yang, J. Parkinson,

et al., "The Relationship between Cigarette Smoking and Quality of Life after Lung Cancer Diagnosis," *Chest* 126 (2004): 1733–1741.

[38] A. Drewnowski and W. J. Evans, "Nutrition, Physical Activity, and Quality of Life in Older Adults: Summary," *Journals of Gerontology*, series a, 56 suppl. 2 (2001): 89–94; M. F. Scheier, V. S. Helgeson, R. Schulz, et al., "Interventions to Enhance Physical and Psychological Functioning among Younger Women Who Are Ending Nonhormonal Adjuvant Treatment for Early-Stage Breast Cancer," *Journal of Clinical Oncology* 23 (2005): 4298–4311; K. R. Fontaine and I. Barofsky, "Obesity and Health-Related Quality of Life," *Obesity Reviews* 2 (2001): 173–182.

[39] Drewnowski and Evans, "Nutrition, Physical Activity, and Quality of Life"; W. J. Rejeski, L. R. Brawley, and S. A. Shumaker, "Physical Activity and Health-Related Quality of Life," *Exercise and Sport Sciences Reviews* 24 (1996): 71–108.

[40] K. S. Courneya, "Exercise in Cancer Survivors: An Overview of Research," *Medicine and Science in Sports and Exercise* 35 (2003): 1846–1852.

[41] J. T. Arnedt, D. Conroy, J. Rutt, et al., "An Open Trial of Cognitive-Behavioral Treatment for Insomnia Comorbid with Alcohol Dependence," *Sleep Medicine* 8 (2007): 176–180.

[42] J. Blumenthal, A. Sherwood, M. Babyak, et al., "Effects of Exercise and Stress Management Training on Markers of Cardiovascular Risk in Patients with Ischemic Heart Disease," *JAMA* 293 (2005): 1626–1634.

[43] J. Castaldo and J. Reed, "The Lowering of Vascular Atherosclerotic Risk (LOVAR) Program: An Approach to Modifying Cerebral, Cardiac, and Peripheral Vascular Disease," *Journal of Stroke and Cerebrovascular Diseases* 17 (2008): 9–15.

[44] M. J. Vale, M. V. Jelinek, J. D. Best, et al., "Coaching Patients on Achieving Cardiovascular Health (COACH): A Multicenter Randomized Trial in Patients with Coronary Heart Disease," *Archives of Internal Medicine* 163 (2003): 2775–2783.

[45] P. Ades, F. Pashkow, G. Fletcher, et al., "A Controlled Trial of Cardiac Rehabilitation in the Home Setting Using Electrocardiographic and Voice Transtelephonic Monitoring," *American Heart Journal* 139 (2000): 543–548; J. Cochran and V. S. Conn, "Meta-Analysis of Quality of Life Outcomes Following Diabetes Self-Management Training," *Diabetes Educator* 34 (2008): 815–823; L. Lalonde, K. Gray-Donald, I. Lowensteyn, et al., "Comparing the Benefits of Diet and Exercise in the Treatment of Dyslipidemia," *Preventive Medicine* 35 (2002): 16–24; C. M. Yu, L. S. Li, H. H. Ho, and C. P. Lau, "Long-Term Changes in Exercise Capacity, Quality of Life, Body Anthropometry, and Lipid Profiles after a Cardiac Rehabilitation Program in Obese Patients with Coronary Heart Disease," *American Journal of Cardiology* 91 (2003): 321–325.

[46] M. H. Antoni, J. M. Lehman, K. M. Kilbourn, et al., "Cognitive-Behavioral Stress Management Intervention Decreases the Prevalence of Depression and Enhances Benefit Finding among Women under Treatment for Early-Stage Breast Cancer," *Health Psychology* 20 (2001): 20–32; S. J. Lepore, V. S. Helgeson, D. T. Eton, and R. Schulz, "Improving Quality of Life in Men with Prostate Cancer: A Randomized Controlled Trial of Group Education Interventions," *Health Psychology* 22 (2003): 443–452; M. A. Lieberman, M. Golant, J.

Giese-Davis, et al., "Electronic Support Groups for Breast Carcinoma: A Clinical Trial of Effectiveness," *Cancer* 97 (2003): 920–925; F. J. Penedo, J. R. Dahn, I. Molton, et al., "Cognitive-Behavioral Stress Management Improves Stress-Management Skills and Quality of Life in Men Recovering from Treatment of Prostate Carcinoma," *Cancer* 100 (2004): 192–200.

[47] M. H. Antoni, A. Caricco, R. Duran, et al., "Randomized Clinical Trial of Cognitive Behavioral Stress Management on HIV Viral Load in Gay Men Treated with HAART," *Psychosomatic Medicine* 68 (2006): 143–151; L. A. Scott-Sheldon, S. C. Kalichman, M. P. Carey, and R. L. Fielder, "Stress Management Interventions for HIV+ Adults: A Meta-Analysis of Randomized Controlled Trials, 1989 to 2006," *Health Psychology* 27 (2008): 129–139.

[48] C. M. Fichtenberg and S. A. Glantz, "Association of the California Tobacco Control Program with Declines in Cigarette Consumption and Mortality from Heart Disease," *NEJM* 343 (2000): 1772–1777.

[49] A. Jemal, M. J. Thun, and L. A. Ries, et al., "Annual Report to the Nation on the Status of Cancer, 1975–2005, Featuring Trends in Lung Cancer, Tobacco Use, and Tobacco Control," *Journal of the National Cancer Institute* 100 (2008): 1672–1694.

[50] M. P. Stern, J. W. Farquhar, N. McCoby, and S. H. Russell, "Results of a Two-Year Health Education Campaign on Dietary Behavior: The Stanford Three Community Study," *Circulation* 54 (1976): 826–833.

[51] A. McAlister, P. Puska, J. T. Salonen, et al., "Theory and Action for Health Promotion Illustrations from the North Karelia Project," *American Journal of Public Health* 72 (1982): 43–50; P. Puska, A. Nissinen, J. Tuomilehto, et al., "The Community-Based Strategy to Prevent Coronary Heart Disease: Conclusions from the Ten Years of the North Karelia Project," *Annual Review of Public Health* 6 (1985): 147–193.

[52] C. E. Staunton, D. Hubsmith, and W. Kallins, "Promoting Safe Walking and Biking to School: The Marin County Success Story," *American Journal of Public Health* 93 (2003): 1431–1434; R. C. Brownson, R. A. Housemann, D. R. Brown, et al., "Promoting Physical Activity in Rural Communities: Walking Trail Access, Use, and Effects," *American Journal of Preventive Medicine* 18 (2000): 235–241.

[53] Centers for Disease Control and Prevention, *Preventing Excessive Alcohol Use,* CDC fact sheet, https://www.cdc.gov/alcohol/fact-sheets/prevention.htm.

致　　谢

　　本书的原稿几乎是目前篇幅的两倍，因此，将之浓缩为读者手中的当前版本确实是种挑战。同样艰难的是，我既想向所有为本书做出贡献的同仁表达最深切的谢意，又要保证这不会令本书回到原有的篇幅。本书的撰写得到了两大机构的支持。斯坦福大学的行为科学高级研究中心（Advanced Study in the Behavioral Sciences）提供了让我思考与创作的一流学术氛围，令我与周围的同事建立了珍贵的友谊。尤为感谢中心主任玛格丽特·利维（Margaret Levy）及其工作团队和迈克尔·盖塔尼（Michael Gaetani），多次"结稿敦促"也起到了重要作用。路易斯·海曼（Louis Hyman）阅读了本书的早期版本，并建议由哈佛大学出版社负责此书的出版发行工作。研究中心的马蒂·吉伦斯（Marty Gilens）、维克多·昆塔尼拉（Victor Quintanilla）、丹·罗杰斯（Dan Rodgers）等诸位同事，均牺牲了午餐时间来指导行文构思。亚当·迈纳（Adam Minor）阅读了初稿全文，并给出众多见地深刻的评注；琳达·鲍威尔（Lynda Powell）更是我长期的探讨伙伴与精神导师。

　　本书完成于 2018 年。当时我任意大利科莫湖洛克菲勒基金会贝拉吉奥中心（Rockefeller Foundation Bellagio Center）的常驻学者。因长期从事公共卫生事业，我对该领域有着持久的研究兴趣，而这一时期正是我兴趣最为浓厚的阶段；希望我已履行了基金会的使命，将过去和现在各方的意见、想法和观点都结合了起来。特别感谢皮拉尔·帕拉西亚（Pilar Palacia）主任及其领导的工作团队为我创造了极佳的写作环境。该中心的许多同事都为本书的撰写做出了实质性的贡献，在此向鲍勃·巴斯基（Bob Barsky）、亚瑟·布鲁姆（Arthur Blume）、乔迪·海曼（Jody Hyman）、马西娅·林恩（Marcia Linn）、乔纳森·曼佐利（Jonatas Manzoli）、迪克冈·莫泽内克（Dikgang Moseneke）、姆沙伊·安哥拉（Mshai Mwangola）、凯蒂·雷德福（Katie Redford）、简·谢弗（Jan Schaffer）和卡伦·施马林（Karen Schmaling）致以谢意。

我曾担任美国国立卫生研究院行为和社会科学研究办公室（Office of Behavioral and Social Sciences Research）主任，后又担任美国卫生研究与质量署（Agency for Healthcare Research and Quality）的首席科学执行官。在此期间，我对健康和卫生保健的看法有所变化。在 NIH 的岁月让我看到了生物医学研究的前景和局限，也让我意识到在面对一些亟待解决的健康问题时，与史蒂芬·菲勒基恩（Stephane Philogene）、黛布·奥尔斯特（Deb Olster）、迈克·斯皮特尔（Mike Spittel）通力合作的益处。美国国家癌症研究所的大卫·钱伯斯（David Chambers）、鲍勃·克罗伊尔（Bob Croyle）和拉斯·格拉斯哥（Russ Glasgow）对这本书的早期构思产生了极其重要的影响。维罗妮卡·欧文（Veronica Irvin）的建议让我重新审视了大型临床试验的预期结果。美国卫生研究与质量署署长里克·克罗尼克（Rick Kronick）多次运用敏锐的洞察力，找出书中需要澄清或重新思考的论点；该署其他同事，包括莎伦·阿诺德（Sharon Arnold），大卫·迈尔斯（David Meyers）和杰森·萨瑟兰（Jason Sutherland），也为本书贡献了才智。

在过去 25 年中，我长期担任美国心脏协会（American Heart Association）流行病学与心血管疾病和卒中预防研讨会（Seminar on the Epidemiology and Prevention of Cardiovascular Disease and Stroke）的教员。那里的同事代表着最具杰出智慧的青年医生和公共卫生学者，我从他们身上所学到的甚至多于我讲授的知识，这些宝贵经验多数都被写入了书中。感谢塔霍（Tahoe）学院的同事，包括谢丽尔·安德森（Cheryl Anderson）、阿兰·贝尔托尼（Alain Bertoni）、迈克·克里基（Mike Criqui）、亨利·费尔德曼（Henry Feldman）、大卫·高夫（David Goff）、凯西·格雷迪（Kathy Grady）、乔治·霍华德（George Howard）、弗利特伍德·卢斯塔洛（Fleetwood Loustalot）和达尔文·拉瓦尔特（Darwin Labarthe），感谢你们的聆听。

　　本书撰写期间，我有幸与美国斯坦福大学临床卓越研究中心（Clinical Excellence Research Center）的主任阿诺德·米尔斯坦（Arnold Milstein）共事。一直以来，他是我的学术榜样，正是在他的启发下，我才想到出版本书；斯坦福大学的同事史蒂夫·阿什（Steve Ash）、艾伦·格拉森洛夫（Alan Glaseroff）、吉尔·格拉斯曼（Jill Glassman）、克雷格·林德奎斯特（Craig Lindquist）和克劳德·平诺克（Claude Pinnock）也都是非常耐心的倾听者与积极的反馈者。

　　在过去两年里，我有幸成为波士顿大学、西北大学、密歇根大学、普渡大学、斯坦福大学、南加州大学、美国国家医学科学院、多伦多大学儿童医院的大型演讲或座谈会发言人。根据听众反馈，我不断完善手稿。同样感谢加州大学洛杉矶分校和加州大学圣迭戈分校与我保持长期合作的同事，特别要感谢道恩·威尔逊（Dawn Wilson）和特里·克罗南（Terry Cronan）对撰书工作投以持续的关注和支持。

　　除了多位匿名的同行评议者，西北大学的邦妮·斯普林（Bonnie Spring）和加州大学河滨分校的霍华德·弗里德曼（Howard Friedman）也阅读并评论了部分手稿，我同样致以谢意。

特别要提及哈佛大学出版社的工作人员，是他们的智慧与辛劳才令本书得以出版。编辑珍妮丝·奥德特（Janice Audet）是勤恳的建议者，虽然之前我也有过出版著述的经历，但从未见过任何编辑能达到珍妮丝的知识广度和专业深度。她阅读和编辑了所有版本的手稿，并提供了细致入微的建议与指导。少有像珍妮丝一样集聪颖、可信、高效于一身的人才，很幸运有机会和她共事。西蒙·韦克斯曼（Simon Waxman）更是一位天赋卓群且极具耐心的编辑，他善于以简洁的文字进行表述，帮助将手稿重塑为内容精练、重点突出的作品。由衷感谢韦斯切斯特出版服务公司（Westchester Publishing Services）的高级制作编辑梅洛迪·内格隆（Melody Negron）、编辑助理埃丝特·布兰科·本马曼（Esther Blanco Benmaman）、知识产权主管斯蒂芬妮·韦斯特（Stephanie Vyce），以及哈佛大学出版社的高级编辑路易斯·罗宾斯（Louise Robbins）。哈佛大学出版社和韦斯切斯特出版服务公司的制作团队熟练地处理了编辑工作，出色地推动了本书的出版发行工作。

我的家人长期关注公共卫生事业，即使是在家庭活动中也经常探讨卫生保健和生物医学研究在未来的发展趋势。这一传统始于我的父亲奥斯卡·卡普兰（Oscar Kaplan）博士，并延续至我的下一代：南加州大学的卡梅隆·卡普兰（Cameron Kaplan）博士、斯科茨代尔市荣誉健康中心的塞斯·卡普兰（Seth Kaplan）、好莱坞长老会医疗中心的阿什利·派伊（Ashley Pye）。

最后，感谢我的妻子玛格丽特·加斯顿（Margaret Gaston），我的写作事业自始至终都得益于她的陪伴。作为全力支持我的"批判"者，她既鼓励我阐发合理的观点，又建议替换不恰当的言辞。玛格丽特在井然安排家庭生活的同时，也在有力保障我正常的工作。一如既往，她成功担负起了重任。

图片版权说明

图 1.1　转载自 R. M. Kaplan, D. H. David, and M. L. Spittel, "Innovations in Population Health Research: The Challenge," in *Population Health: Behavioral and Social Science Insights*, ed. R. M. Kaplan, M. L. Spittel, and D. H. David, AHRQ Publication No. 15−0002 (Rockville, MD: Agency for Healthcare Research and Quality and Office of Behavioral and Social Sciences Research, National Institutes of Health, 2015), p. 2.

图 3.1　改编自 W. B. Kannel, M. J. Garcia, P. M. McNamara, et al., "Serum Lipid Precursors of Coronary Heart Disease," *Human Pathology* 2.1 (1971), fig. 3.

图 3.2　改编自 R. M. Kaplan, "Physicians' Health Study: Aspirin and Primary Prevention of Heart Disease," Letter to the Editor, *New England Journal of Medicine* 321 (1989): 1825−1828.

图 3.3　改编自 Action to Control Cardiovascular Risk in Diabetes Study Group (H. C. Gerstein, M. E. Miller, et al.), "Effects of Intensive Glucose Lowering in Type 2 Diabetes," *New England Journal of Medicine* 358 (2008): 2545−2559, fig. 1 (p. 2550).

图 5.1　经弗吉尼亚联邦大学社会与健康中心许可后转载。

图 5.2　改编自 R. Wilkinson and K. Pickett, *The Spirit Level: Why Greater Equality Makes Societies Stronger* (New York: Bloomsbury Press, 2009), fig. 2.2, 已获得作者许可。

图 5.3　数据来源: for blood pressure, diabetes, employment, smoking, and cholesterol, estimated from R. Clarke, J. Emberson, A. Fletcher, et al., "Life Expectancy in Relation to Cardiovascular Risk Factors: 38 Year Follow-up of 19,000 Men in the Whitehall Study," *BMJ* 339 (2009): b3513; for living environment, courtesy of Steven Woolf, Virginia Commonwealth University.

图 5.4　E. H. Bradley, B. R. Elkins, J. Herrin, and B. Elbel, "Health and Social Services Expenditures: Associations with Health Outcomes," *BMJ Safety and Quality* 20, no. 10 (2011): 826−831, fig. 1. 经 E. H. Bradley 同意后转载。

图 6.1　US Department of Health and Human Services, *The Health Consequences of Smoking—50 Years of Progress: A Report of the Surgeon General* (Atlanta, GA: US Dept. of Health and Human Services, Centers for Disease Control and Prevention, National Center for Chronic Disease Prevention and Health Promotion, Office on Smoking and Health, 2014), fig. 2.1.

图 7.1　数据来源: D. M. Berwick and A. D. Hackbarth, "Eliminating Waste in US Health Care," *JAMA* 307 (April 11, 2012): 1513−1516.

关键词汉英对照和索引